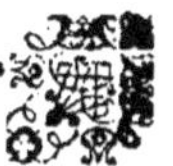

Si cet écrit ne vous est pas nécessaire,
donnez-le à ceux qui souffrent, et vous ferez du bien.

SUPÉRIORITÉ
DU
TRAITEMENT NATUREL
SURTOUT DANS LES
MALADIES CHRONIQUES,
TELLES QUE
LA GASTRITE,
LES AFFECTIONS NERVEUSES,
LES **MALADIES DE POITRINE**, ETC.,
OU VÉRITABLE MÉDICATION DE CES MALADIES,

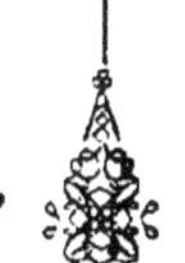
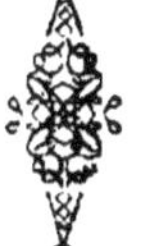

PROUVÉE PAR DES
MILLIERS DE SUCCÈS,
Suivis de l'indication des adresses;

Par Louis-Victor BÉNECH,
DOCTEUR EN MÉDECINE DE LA FACULTÉ DE PARIS,
EX-PROFESSEUR DE PATHOLOGIE GÉNÉRALE, ET AUTEUR DE PLUSIEURS OUVRAGES DE MÉDECINE;

Et par Léon SIRAND,
Docteur en Médecine de la Faculté de Paris.

SEPTIÈME ÉDITION.

Merveilles de la nature.
Préceptes de l'art.

CHEZ LES AUTEURS (FRANC DE PORT),
depuis 11 heures 1/2 jusqu'à 3 heures précises, tous les jours;
les dimanches seulement jusqu'à deux heures,
RUE VALOIS, PALAIS-ROYAL, 7, près de la Cour des Fontaines; ci-devant rue du Bouloi, 10.
PARIS.

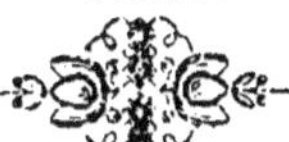

NOTA. — *Ce Prospectus se distribue* gratis.

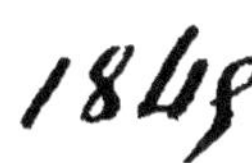

AVIS IMPORTANT.

Si des professeurs des Facultés et les médecins ordinaires imitent notre médication, d'autres médecins font circuler des écrits où ils copient jusqu'au format de notre brochure, et il en est qui impriment qu'ils reconnaissent la supériorité de ma doctrine, mais qu'ils ont partagé nos travaux, que je leur ai donné mes secrets sur les maladies chroniques, et que mes honoraires sont exorbitants, pendant que d'autres, pour simuler mes succès, publient des adresses de malades soi-disant guéris. Le fait est que l'imitateur de notre médication, sans mes principes, est toujours un médecin douteux, que le copiste d'un écrit n'est pas l'inventeur des idées de cet écrit ; que jamais je n'ai partagé mes travaux avec qui que ce soit ; que mes honoraires sont toujours selon la position sociale des malades, et que les médecins qui agissent ainsi ressemblent plus à des industriels qu'ils n'en diffèrent.

Un autre docteur frappé de nos succès s'est aussitôt mis à l'œuvre : il a copié d'inspiration, dans les écrits des auteurs, quelques phrases banales et incohérentes sur la phlegmasie de l'estomac, appelée aussi gastrite, et vite il a pompeusement annoncé d'abord la *gastrite considérée dans ses causes, ses effets, son traitement*, etc. ; plus tard, la *gastrite* et les *maladies nerveuses*, etc. C'est ainsi qu'on invente de nos jours en empruntant, à quelques nuances près, le titre bien connu de nos spécialités ; mais malheureusement ses succès sont aussi ceux des confrères, ce que prouvent les faits cités dans nos écrits.

Telles sont quelques-unes de ces diverses adresses. Pour reconnaître la vérité, il suffit de remarquer que ces écrits contiennent peu de faits ou n'en mentionnent aucun, au lieu d'en indiquer des masses, à notre exemple ; et que ces médecins, quels qu'ils soient, sont dans l'impossibilité de reconnaître les maladies et de les décrire dans un ordre analytique d'après la simple inspection des traits du malade ; tandis que j'ai cette facilité, et de le dispenser ainsi de faire l'histoire de ses souffrances.

Si des médecins sont nos plagiaires, il en est encore qui ont des compères dans mon voisinage chargés de nous dénigrer quand des malades leur demandent notre adresse ou des renseignements sur nous, et de les conduire chez leurs amis. Ainsi, avis aux malades, afin qu'ils n'ignorent pas que, pour connaître un médecin, on doit s'adresser aux personnes qu'il a traitées.

AVANT-PROPOS.

Les systèmes ou les utopies, et non la nature, ont toujours dominé en médecine ; mais il faut l'avouer, la science qui se charge de notre conservation, ainsi que l'a écrit Montaigne, n'a jamais été plus funeste que depuis 1816, époque où Broussais publia que toutes nos maladies étaient des inflammations, et que si en suivant son traitement on succombait, *on était mort guéri.*

Toujours vacillante, la médecine éprouve toujours les révolutions les plus contradictoires; et une remarque à faire, c'est que lorsqu'elle devient systématique elle est toujours à quelque chose près le martyre ou l'assassinat organisé de l'espèce humaine, ainsi que l'on en a été deux fois témoin en peu d'années à l'époque de Brown et à celle de Broussais.

Celui qui, après avoir lu cet écrit, considérera différemment la médecine, peut être regardé comme un individu dont les instincts de conservation sont abrutis.

Le premier j'ai signalé ce fléau, le premier j'ai cru qu'il fallait d'abord, pour le détruire, renier ses maîtres, fuir leurs systèmes ou leur empirisme, flétrir leur barbarie, en appeler à la nature seulement, approfondir les cris des organes souffrants, leur obéir en esclave; que celui qui suivrait cette route posséderait les secrets les plus heureux pour conserver la vie et détruire nos maux, et dès lors j'ai publié ma *doctrine naturelle.*

Je n'ai fait qu'énoncer celle-ci, partout elle a rallié les esprits judicieux, et j'ai complétement révolutionné les idées reçues : des hommes regardés naguère comme des génies ne peuvent même plus avoir le mérite de passer pour des oracles menteurs. Je crus, dans le principe, que pour étendre mes découvertes il fallait s'adresser à des confrères haut placés: je me trompais : j'appris bien vite que j'excitais la jalousie et non l'amour des progrès de la science. Pour répondre à cette injustice, j'admis que le seul parti à prendre était d'écouter notre Montaigne, qui conseille de publier les choses utiles afin que ceux qui les ignorent puissent les connaître et s'en servir. Je ne me dissimulai point qu'en voulant punir des hommes placés sur un piédestal que je me proposais de renverser, je me créerais une foule d'ennemis; qu'une partie du public qui n'aime pas qu'on détruise ses idoles vermoulues serait prévenue contre moi, et que la calomnie m'environnerait ; mais il est une raison qui domine le monde, j'espérai en elle seule, et cet espoir n'a pas été vain.

Tel fut le parti auquel je m'abandonnai. Néanmoins l'amour-propre froissé cherchera à m'accabler aujourd'hui comme par le passé; mais aujourd'hui comme autrefois j'ai pour me défendre une artillerie volante, celle des faits, la faculté de les reproduire à volonté, et derrière cette puissance, je vis sans crainte.

DIVISION DE CET OPUSCULE.

Aujourd'hui la supériorité de ma doctrine n'est plus douteuse. Maintenant, parler d'appliquer les lois de la nature dans un moment où la science est encore réduite à des systèmes ineptes, malgré la foule de médecins qui les abandonnent pour prendre nos principes, n'est plus de l'hérésie, du charlatanisme, un crime même ; mais c'est tout simplement annoncer de vastes succès. Néanmoins ce langage est encore nouveau ; on pourrait le mal saisir, et pour le rendre clair et prouver qu'il est fondé, voici la marche que je suivrai.

1° Je donnerai en peu de mots une idée des principes de la doctrine MÉDICALE NATURELLE, et je dirai pourquoi j'ai appelé NATUREL le traitement qui en dérive. 2° Je tracerai la différence qui existe entre les maladies aiguës et les maladies chroniques, et sur ce sujet le lecteur reconnaîtra facilement une foule d'idées nouvelles. 3° Je parlerai des épreuves que j'ai fait subir à ma doctrine ainsi qu'au traitement qui en découle, afin qu'on puisse ainsi se convaincre que je possède des découvertes réelles. 4° Je parlerai des maladies chroniques dans lesquelles les faits constatent la supériorité du traitement naturel, qui se trouve également mise hors de doute dans celui des maladies aiguës par mon recueil d'observations médicales. Ce sujet sera divisé en plusieurs parties différentes et partout je citerai quelques-uns des malades qui se trouvaient le plus gravement affectés afin de mettre hors de doute ce que j'avance. Il est des maladies où toute publicité, sans l'aveu du malade, est interdite, et là j'ai gardé le silence. 5° Je dirai un mot des revers de la chirurgie. 6° Il ne suffisait pas de s'appuyer sur des faits nombreux pour prouver ce que j'avance, il fallait aussi attaquer ceux qui étaient intéressés à les démentir, et dès lors je citerai les noms de quelques médecins renommés dont j'ai guéri une foule de malades qu'ils traitaient sans succès. 7° Je rapporterai *quelques-unes des découvertes* de nos professeurs de l'école, afin qu'on juge encore mieux du *mérite* de ces derniers et des *progrès* de la science. 8° L'homéopathie, malgré sa mort naturelle, occupera une page chez nous, et cela devait être pour prouver combien la nature est complétement oubliée en médecine. 9° Je donnerai ensuite une idée des diverses médications reçues, afin de montrer leur danger. 10° Je dirai quelques mots sur les boissons, et les moyens de composer ou des élixirs ou des thés digestifs propres à remplacer les infusions des thés ordinaires et d'autres prétendus toniques ou digestifs. 11° Je dirai aussi ce qu'on doit entendre par maison de santé. 12° Révolutionnaire en médecine, je ne pouvais qu'être attaqué ; mais je l'ai été avec la plus mauvaise foi, et j'ai cru que je devais quelques réponses à mes ennemis. 13° Après avoir fait ressortir l'état monstrueux de la médecine actuelle, j'ai pensé qu'un parallèle entre celle-ci et ma doctrine naturelle serait lu avec plaisir, et j'ai cru devoir le tracer. 14° Si l'envie s'est plu à me dénigrer, des hommes supérieurs se sont plu à m'honorer de leurs suffrages, et ici je rapporterai celui qui m'a été accordé par un auteur spirituel de ce siècle. 15° Et enfin tous les malades ne peuvent visiter le médecin : chacun, avant de s'adresser à lui, désire connaître ses habitudes sous le rapport des conditions de traitement ; et je terminerai cet opuscule en prouvant qu'à l'aide de mes découvertes je puis traiter les malades par correspondance sans l'intermédiaire d'aucun médecin, et j'établirai les conditions des honoraires, divers sujets qui feront autant de chapitres différents. J'embrasserai beaucoup de matières, mais je chercherai la précision, et à l'aide de cette marche je serai en quelque sorte bref sans nuire à mon travail, et sans cesser d'être à la portée de mon lecteur. *Cependant comme cet écrit n'est qu'un extrait de celui qui porte le même titre, je passerai sous silence bien des détails, même plusieurs sujets entiers, et alors je renvoie à ce dernier écrit les lecteurs qui désireraient les connaître dans toute leur étendue, afin de se former une conviction sur tout ce que j'avance.*

CHAPITRE PREMIER.

DES PRINCIPES DE LA DOCTRINE MÉDICALE NATURELLE, ET POURQUOI LE TRAITEMENT QUI EN DÉCOULE EST DIT NATUREL.

1°.
Des principes de la doctrine médicale naturelle.

La première condition de l'existence pour l'homme, comme pour tout autre animal, est de posséder une trame organique, des organes; et la seconde, que cette trame et ces organes soient doués de sensibilité. Du moment que ces conditions existent, l'homme est animé. Cet état propre à la vie resterait inconnu, si l'organisme n'était mis aux prises avec des excitants tant extérieurs qu'intérieurs, et la nature place alors l'homme sous l'empire de mille corps divers. Tant que cet organisme et ses rapports sont dans un juste équilibre, la santé et le bonheur ont lieu; et pour les maintenir, les organes expriment tour à tour leurs besoins et indiquent les moyens de les satisfaire. On ne peut contester ces vérités; mais mille révolutions se succèdent tour à tour dans nos organes et leurs excitants; dès lors, l'organisme, ou ses rapports, ou tous deux à la fois, s'altèrent dans cette lutte; et, comme dans le premier cas l'économie, qui tend toujours à se conserver, exprime encore ses nouveaux besoins ou sa vie malade, en outre, elle indique les moyens de satisfaire ses besoins ou de détruire ses douleurs.

Ces idées connues, mes principes près du malade consistent donc à remonter d'abord à l'état des organes, et ensuite à celui des corps qui les excitent, afin de reconnaître nos maux, attendu que ceux-ci ne peuvent être en dehors de l'état anormal de ces organes, ou de l'action non naturelle des corps extérieurs ou intérieurs avec lesquels ils sont en rapport. Une fois ces connaissances acquises, comme la maladie ou la vie malade d'un organe quelconque exprime à la fois son siége et sa cause directe, non-seulement nous connaissons la maladie, mais nous ne prescrivons encore que les remèdes qu'indiquent ces organes douloureux. En un mot, *si dans l'état naturel la faim indique l'estomac comme son siége, et les aliments comme moyen de la calmer, pour nous, la maladie indique également son siége et les moyens curatifs propres à la détruire, connaissances qui jusqu'à ce jour ont été complétement ignorées.*

2°.
Pourquoi mon traitement est appelé naturel.

Partant de ces idées, traiter une maladie d'après mes principes, c'est, comme on voit, administrer des remèdes d'après son expression réelle, c'est formuler d'après son langage, mais d'après son véritable langage, celui des signes dits symptômes. Si donc j'ai appelé mon traitement NATUREL, c'est d'abord parce qu'il découle de ma nouvelle doctrine médicale que j'ai appelée *naturelle* et ensuite, parce que, comme elle, il est basé sur l'expression des besoins ou des instincts des organes livrés à la douleur, et non sur des systèmes ou un empirisme meurtriers, nés de l'abandon des connaissances primitives de ces instincts. Au reste, pour s'en faire une idée vraie, qu'on se rappelle quelques-uns de ces malades qui, après avoir été abandonnés de tous les médecins, ou avoir résisté à tous les empiriques, ont néanmoins recouvré la santé en se livrant à la nature. Eh bien, ce traitement n'est basé que sur la marche de cette dernière, qu'une étude particulière m'a mis à même d'imiter, surtout dans les maladies qui suivent.

Par une conséquence rigoureuse encore, on sent que ce traitement doit être composé de moyens curatifs les plus simples, puisque ceux qu'emploie la nature n'ont pas d'autre caractère. Telle est aussi notre médication fondamentale; et quant aux remèdes destinés à ramener la santé, comme dans le principe ils furent créés par les malades eux-mêmes, dont les instincts étaient pleins d'énergie, et quelquefois dus au hasard, ou au médecin que guidaient ces mêmes instincts, nous ne les prenons que parmi ceux qui ont été ainsi classés dans la science, et qui sont en outre toujours indiqués par le mal même: ou, s'ils sont nouveaux, ils sont encore formulés d'après ce dernier. En un mot, *nous croyons avoir résolu ce problème, qu'il faut, dans toutes les maladies, que le médecin vienne avec la nature, mais avec la nature bien comprise, s'il veut prétendre à l'art heureux de détruire nos douleurs.* Telle est la médication que je me suis créée, et pour prouver qu'elle est ce que je dis, je vais emprunter le langage de l'un de mes malades sur ce sujet. Vieux martyr des erreurs médicales, voici d'abord ce qu'il m'écrivit quelques jours après avoir commencé son traitement:

« Que je vous dois de reconnaissance pour m'avoir procuré le bonheur! Ma reconnaissance durera éternellement. Cette méthode est une inspiration divine que vous avez eue; car elle est miraculeuse. Comment se fait-il *que des remèdes aussi bénins et aussi agréables à la fois fassent autant de bien, quand les drastiques les plus violents ne me faisaient plus rien? C'est incroyable! Par quels moyens guérissent-elles, ces tisanes? elles ne purgent pas, ou au moins on ne s'en aperçoit pas, et elles dévorent néanmoins tout ce qu'on a de mauvais dans le corps, et seulement ce qu'on a de mauvais.* C'est une énigme. »

Plus tard il m'écrivit encore :

« Je viens vous exprimer de nouveau toute ma reconnaissance éternelle pour tout le bien que vous m'avez fait : je n'ai plus d'hémorrhoïdes, plus de cet écoulement qui succédait aux pertes de sang, plus de constipation, plus de coliques ; j'ai bon appétit, je mange le double de ce que je mangeais sans appétit avant mon traitement; je suis gras et frais. »

Enfin, après m'avoir fait part de son heureuse position, il m'écrivit pour la dernière fois :

« *Je ne reviens pas de la bonté de votre méthode, dont l'usage est des plus agréables, qui ne rend nullement malade, et qui fait tant de bien.* Les médecins vos confrères devraient baiser les pas où vous marchez, eux qui ne reconnaissent que des remèdes si répugnants à la vue, si désagréables à prendre, et qui rendent si malades! Ils devraient plutôt que de vous dénigrer vous élever des autels. Je pense bien qu'ils n'en feront rien ; eh bien, monsieur, consolez-vous-en! s'ils ne le font pas, les milliers de malades que vous avez guéris vous en élèveront dans leurs cœurs ; je serai du nombre de ceux-là. »

Telles sont les bases de ce traitement; et en avançant qu'il *est d'une supériorité incontestable* sur tous les autres modes de traiter les maladies, je ne fais qu'énoncer une vérité telle qu'il est impossible d'en indiquer une plus réelle en médecine; ce dont on peut se convaincre par les principes qui lui servent de base, puisque c'est la nature seule qui m'indique le mal; qu'elle seule en formule la médication, et qu'ensuite elle connaît mieux qu'un autre esprit ses moyens de conservation. Si ce qui précède démontre cette supériorité, elle est encore mise hors de doute par l'incontestabilité des faits cités dans mes ouvrages, et les observations que je possède, dont je vais extraire les suivantes, parmi celles que j'ai recueillies à Lille et Bordeaux, où j'ai séjourné pendant des années, exclusivement occupé à appliquer mes principes à ces maladies; ensuite parmi les plus importantes que j'ai été à même de faire à Paris dans l'espace du peu d'années depuis lesquelles j'y suis fixé. Si j'ai pris le parti de citer des malades de la province, c'est parce qu'ils changent plus rarement de domicile, et que l'on peut aussi les trouver bien plus longtemps. Si j'ai encore conservé quelques-uns des noms des personnes que j'ai guéries depuis des années, c'est afin de ne laisser nul doute que les guérisons une fois obtenues sont durables Enfin si quelques-uns de mes malades après avoir été cités guéris, ont succombé à d'autres affections, ce dont j'ai plusieurs exemples, j'ose croire qu'on ne saurait m'imputer le défaut de supériorité de mon traitement; car je ne crois pas que je sois tenu de bronzer la vie contre la mort. *Dans tous les cas, ce que j'avance est positif, et si le lecteur désire connaître un bien plus grand nombre d'adresses de malades guéris et d'observations, il peut se les procurer dans mon ouvrage qui a le même titre que cet extrait.*

Telle est l'idée que j'ai cru devoir donner de ce traitement, dont j'ai développé les principes dans mon *Examen général*, et multiplié les preuves dans mon RECUEIL D'OBSERVATIONS MÉDICALES et dans cet écrit. Il ne consiste pas, comme on voit, dans des combinaisons pharmaceutiques mystérieuses, ou dans l'application de formules surannées et tant de fois plus funestes que le mal même; mais bien, ainsi que je ne cesserai de le redire, dans l'art d'interroger la douleur, de préciser ses cris si divers et de prescrire rigoureusement ce qu'ils demandent. Voilà notre secret; rien de plus ni de moins; et si la supériorité de ce traitement est incontestable, on peut assurer aussi qu'avec lui les succès se présentent comme d'eux-mêmes.

Malgré ces avantages immenses, nous ne doutons pas néanmoins que des individus, toujours routiniers, voudront que l'on répute toujours incurables la plupart des maladies que nous citons; mais faut-il les croire, parce que jusqu'à ce jour ces maladies ont été soumises à la pratique de systèmes absurdes? Non, sans doute; convaincu de la solidité de nos principes, armé des faits les plus beaux, et toujours possesseur de la faculté de les obtenir aujourd'hui comme par le passé, nous pouvons, sans crainte, dire à ces individus qu'ils se trompent. L'envie cherche aussi à me calomnier, mais inutilement; je suivrai les conseils suivants.

Un villageois, après avoir parlé de sa maladie et du médecin qui l'avait détourné de me consulter, finit sa lettre par ces mots : *Ce médecin est comme tous les autres que vous citez, rempli d'égoïsme et de mauvaise foi. Hélas! nous sommes dans un siècle de lumières, cependant celui qui a un lumignon trouve mille éteignoirs pour l'éteindre; mais ne vous découragez pas, Monsieur, continuez de faire le bien.*

On m'a reproché de ne pas formuler le remède de chaque maladie : mais si l'on réfléchit que les causes des maladies, les tempéraments, les prédispositions organiques varient à l'infini, on sent, d'après cette donnée, que je ne pouvais que poser des principes généraux pour servir de guide dans l'appréciation des douleurs et de leur traitement, et c'est une tâche déjà remplie dans mon *Examen général*.

Malgré les preuves les plus positives, des personnes confondent néanmoins les médecins qui annoncent des découvertes réelles avec ceux qui induisent le public en erreur, soit par leurs publications, soit par leurs titres. *Pour nous, nous n'appartenons à aucune classe de médecins; nous sommes tout à fait excentrique; nous ne regardons comme supériorité réelle que celle que l'on peut constater à l'aide de succès nombreux obtenus dans tous les cas où les autres médecins étaient nuls, qu'autant qu'on est armé de la facilité de les reproduire à volonté; et ce sont ces preuves que j'invoque pour reconnaître la vérité. Si ensuite je me suis attaché à rapporter ici des faits où les professeurs des facultés, ou bien des médecins renommés avaient éprouvé des revers, c'est parce que j'ai cru qu'en agissant ainsi je serais dispensé de multiplier les faits, où des médecins ordinaires auraient aussi été sans succès, attendu que si je prouvais que les premiers pratiquaient une fausse médecine, les autres suivaient à plus forte raison la même erreur.*

Avant de terminer ce sujet, disons encore un mot : *Chacun s'imagine que les maladies chroniques doivent être traitées plutôt dans une saison que dans l'autre. Sans doute, les saisons sont plus ou moins favorables ; mais il en est ici comme pour les maladies aiguës : attendre, c'est laisser épuiser les forces, c'est trop souvent courir à la mort. Ce préjugé est né de l'impuissance médicale où l'on s'est trouvé jusqu'à ce jour : mais si l'on réfléchit que le traitement naturel est basé sur l'organisme et ses rapports ; qu'ainsi il est favorable en toute saison, on sent que ce préjugé ne peut plus exister avec la médecine naturelle.*

CHAPITRE II.

DES ÉPREUVES QUE J'AI FAIT SUBIR A MA DOCTRINE.

En 1815, autant que je puis me le rappeler, et pendant que j'étais élève, ayant découvert les principes à l'aide desquels il me parut que la médecine devait être révolutionnée entièrement, dès ce moment ils absorbèrent mon attention, et deux ans après, le 15 juillet 1817, j'en jetais les fondements dans ma thèse intitulée : *De la sensibilité de nos organes considérée comme ayant besoin d'être excitée et de l'être relativement à sa nature.*

Une fois reçu docteur, je crus devoir constater la réalité de mes principes, et je puis assurer, sans aucune espèce de vanité, qu'ils étonnaient par leurs succès dans la pratique. Ce fut dans la petite ville de Fère-en-Tardenois (Aisne) que je fis cette première application ; et, après des années d'observations, certain enfin de la réalité de mes découvertes, je me rendis à Paris pour enseigner d'abord une partie de ma doctrine, et pour prier le doyen de la Faculté de me mettre à même, dans un hôpital, de constater la réalité de ce que j'avançais, surtout pour les maladies aiguës, qui m'avaient principalement occupé.

Telle fut ma démarche ; elle était simple, tout entière dans l'intérêt de l'humanité : le souvenir des belles cures que j'avais obtenues pendant des années m'encourageait et me faisait espérer que j'allais peut-être servir à mon tour la cause du genre humain : mais je me trompais : M. Landré-Beauvais, alors doyen, m'assura que ma demande n'était pas admissible, et que si je m'adressais au ministre, elle serait renvoyée à une commission médicale qui la rejetterait.

Repoussé par les hommes qui auraient dû m'encourager, je formai alors le projet de publier une partie de ma doctrine et de punir des hommes qui se faisaient un marchepied de la douleur pour arriver à la fortune. Le premier parti était surtout nécessaire ; je sentis un besoin absolu de consigner sur le papier les éléments de ma doctrine, et, sous le titre d'*Examen général des connaissances de la nature des maladies et de leur traitement chez les anciens et les modernes*, après avoir tracé un plan de pathologie générale et analysé les travaux des médecins anciens renommés et de quelques médecins modernes, je terminai cet écrit par le développement des principes de ma doctrine. Cet ouvrage contenant une nouvelle théorie, je provoquais des épreuves ; mais il blessait l'amour-propre des grandes renommées, et, loin d'être écouté dans l'intérêt de l'humanité, je ne comptai plus alors que des ennemis puissants.

J'avais trop fait contre les idées reçues pour espérer faire triompher de suite ma doctrine, et, après lui avoir sacrifié plus de dix ans de travaux et le peu d'aisance qu'ils m'avaient acquise, je quittai de nouveau Paris, et je renonçai à l'enseignement pour aller constater rigoureusement mes principes dans les maladies chroniques réputées très-graves ou incurables en général. L'expérience m'avait appris que ces principes étaient infiniment supérieurs dans les maladies aiguës, je ne pouvais douter qu'ils n'eussent le même avantage dans les maladies anciennes, et des succès inconnus entièrement jusqu'à ce jour justifièrent amplement mes espérances. J'écrivis encore, et, sous le titre de *Recueil d'observations médicales*, je constatai la supériorité de ma doctrine. Ici, comme dans mon *Examen*, je citais non-seulement les malades, mais encore les médecins dont je publiais les erreurs, afin de les forcer à se défendre ou à avouer leur infériorité par leur silence. Aux faits qui éprouvaient si bien mes idées, je crus devoir ajouter le mode d'agir pour mieux les éprouver encore. Mais c'est inutilement que j'ai écrit, que j'ai cité tant de faits et forcé tant de renommées à se tenir dans un mutisme humiliant, on ne m'a pas pardonné de préférer des principes généraux à des idées disparates et ridicules, la science de la nature dans toute sa simplicité à l'assemblage monstrueux de divers systèmes, et de croire qu'en écoutant ses lois j'arriverais à des succès comme par inspiration, au lieu d'éprouver des revers immenses en pratiquant des utopies.

Partout j'ai cherché tous les moyens d'éprouver ma doctrine. Pourtant on me reprochera peut-être de ne pas avoir fait approuver ces découvertes ; mais l'expérience a fait justice de ces approbations ridicules que délivrent des médecins ; car le lendemain du jour qui les a vues naître les voit oublier. Par le temps qui court, cette voie n'est pas une garantie, et dès-lors j'ai cru devoir y renoncer pour n'invoquer que des faits, attendu qu'eux seuls doivent faire admettre ou repousser ce qu'on avance. D'ailleurs, je ne devais pas tenir d'autre conduite, puisque, malgré l'ancienneté de ces découvertes, je ne me suis déterminé à leur donner de la publicité qu'après les avoir en quelque sorte triturées.

Mais, me dira-t-on, j'aurais dû m'adresser à l'Académie de médecine ; mais mon *Examen* n'était-il pas imprimé ? Ensuite, qu'espérer d'un corps dont j'avais froissé la vanité de plusieurs des membres ? Rien. D'ailleurs l'expérience est faite aussi en fait d'Académies de médecine : elles n'ont encore été dans le domaine de la science que des ornières placées de distance en distance pour en arrêter les progrès.

Établir des principes naturels, multiplier les faits sous tous les rapports, les comparer entre eux ; nommer des médecins, afin que si ce que j'avançais était mal fondé il fût démenti ; provoquer près du malade l'expérience du parallèle de ma théorie avec celles des autres auteurs, voilà une idée des efforts que j'ai tentés ; et si, à Paris comme à Lille et à Bordeaux, j'ai nommé quelques-uns des hommes qui garnissent le premier rang de la galerie médicale, j'en ai dit plus haut les motifs ; car, dans le cas contraire, je ne me serais même pas informé de leur existence. Jusqu'à ce jour je n'ai pu mieux faire, heureux de n'avoir pas perdu haleine dans la course ! Dans tous les cas, si aimer la nature, s'identifier par elle avec l'humanité souffrante, s'élever à des vérités éminemment utiles et s'efforcer de les montrer aux hommes est un mérite, j'ose croire l'avoir acquis.

CHAPITRE III.

APERÇU SUR LA DIFFÉRENCE QUI EXISTE ENTRE LES MALADIES AIGUES ET LES MALADIES CHRONIQUES.

Quand on groupe nos maux, on les divise naturellement en deux grandes classes : l'une dans laquelle ils parcourent rapidement diverses périodes, et l'autre où ils se montrent toujours sous le même aspect, et semblent ne nous attaquer que pour vivre long-temps avec nous, ou nous suivre parfois jusqu'à la tombe. On a donné à la première le nom de maladies aiguës, et à la seconde celui de *maladies chroniques*. Par cette division, on établit que nos affections morbides ne différaient que sous le rapport de leur durée, et cette opinion dut son origine à l'ignorance de leur nature.

Dans les maladies chroniques, tantôt il faut diminuer ou accroître les excitants particuliers de chaque organe, tantôt augmenter l'excitant général pendant qu'on diminue l'excitant propre ; ou bien parfois accroître l'un et l'autre pendant que dans d'autres cas on diminue et l'on modifie à la fois encore les excitants propres et l'excitant général. Ici la nature est un protée qui nous étonne par la richesse de nos maux, par la multiplicité des armes différentes destinées à les combattre ; et quand le génie a triomphé sur ce terrain si périlleux, elle exige qu'il connaisse encore le tempérament de l'organe qui souffre et le monde où il doit le placer, afin qu'il se conserve sain, ou qu'il puisse triompher des maux qu'il est condamné à éprouver parfois à des intervalles lointains ; et c'est dire, par tout ce qui précède, que les maladies aiguës et les affections chroniques forment deux mondes à part, dont l'un, tel qu'il est, est l'opprobre de la raison, et l'autre un antre sauvage où venaient naguère s'engloutir les victimes qui en appelaient aux hommes de l'art contre leurs éternelles douleurs.

CHAPITRE IV.

MALADIES CHRONIQUES DANS LESQUELLES LES FAITS CONSTATENT LA SUPÉRIORITÉ DE MA DOCTRINE NATURELLE ET DU TRAITEMENT QUI EN DÉCOULE.

J'ai déjà donné une idée de la supériorité de mon traitement dans les chapitres qui précèdent ; j'arrive maintenant aux faits qui la mettent hors de tout doute, faits que chacun peut vérifier.

DE LA GASTRITE.

On désignait anciennement sous le nom d'*hypochondrie*, de *maladie imaginaire*, ou d'*affection nerveuse*, de *fièvre lente*, de *fièvre hectique*, la maladie qui porte le nom de gastrite, de *gastro-entérite*, dont voici le tableau. Les malades éprouvent par intervalles des frissonnements, souvent une chaleur locale, incommode, surtout à la figure ; les sueurs sont faciles, les envies d'uriner fréquentes ; presque toujours les urines sont claires, et constamment la peau se ternit. Le malade maigrit : il ressent des soupirs, de l'oppression par moment, et, avec ces symptômes existent un appétit capricieux et souvent nul, des renvois, des pesanteurs au creux de l'estomac, et quelquefois des nausées et des vomissements. Chez ces malades, le ventre prend souvent et subitement un volume considérable, la constipation est presque constante et ils deviennent tristes, très-susceptibles, faciles à s'emporter. Tout bruit fort, toute conversation prolongée les fatiguent ; ils accusent parfois des étourdissements, et ils recherchent la solitude. Quelquefois ils sont très-agités, et les idées les plus noires comme les plus terribles les tourmentent. Ils se plaignent de malaises généraux, de douleurs de tête ; et quand ces douleurs cessent, ils en accusent d'autres. Souvent il n'est pas un seul point de l'économie qui ne soit souffrant, et constamment ils sont faibles.

Cette maladie peut attaquer tous les âges ; cependant elle est très-rare dans l'enfance, même dans l'adolescence. Elle est commune depuis vingt-huit ans jusqu'à quarante, quarante-cinq ans.

Tous les rangs de la société payent tribut à cette maladie ; mais rarement l'ouvrier. Une observation rigoureuse que j'ai faite, c'est qu'elle attaque exclusivement les personnes dont l'intelligence est supérieure à l'intelligence ordinaire, et presque toujours douées d'une grande moralité ; ce qui fait que, sous ce double rapport, elle peut être appelée justement la *maladie des gens comme il faut*.

Livrée à elle-même ou traitée par les méthodes ordinaires, elle conduit à coup sûr à une foule de maladies graves ou mortelles, telles que les ulcères ou les cancers des voies digestives, le catarrhe pulmonaire, l'hémoptysie, la phthisie, le suicide, la folie, l'apoplexie, la paralysie, etc. Traitée comme on l'a fait jusqu'à ce jour, elle enlevait au moins le sixième de la population.

La gastrite, ainsi que je viens de la décrire, peut durer des années ; quelquefois elle est de courte durée. Parfois stationnaire, elle acquiert le plus souvent un degré d'intensité extrême. Dans tous les cas, il n'est pas de malade plus martyrisé que celui qui en est affecté.

Pour connaître la nature de cette maladie, il faut bien préciser l'état de la trame élémentaire des organes, celui de ses rapports, son influence sur le centre nerveux, et celle de ce même centre sur celui de cette même trame. En partant de cette base, on connaît les causes si variables du mal et la nature encore plus protée des symptômes. Des auteurs, imbus d'autres idées, ont cherché à la dévoiler ; mais leurs efforts n'ont pas été couronnés de succès. M. Pinel plaça cette maladie dans le cerveau, et plus tard M. Broussais ne l'a reconnue que dans une phlogose de l'estomac, tandis que M. Louyer-Villermay ne la considérait que comme affectant les nerfs de ce viscère. Défunt Georget crut être plus clairvoyant, et il replaça cette maladie dans le cerveau pour honorer sans doute la philosophie et l'analyse qu'il croyait déchues. Ainsi, selon des docteurs, quand nous digérons bien et que la tête est un peu troublée ou aliénée, c'est l'estomac qui pousse l'hypochondrie vers la tête; et selon d'autres, lorsque nous digérons fort mal et que nous raisonnons fort bien, c'est le cerveau qui appelle la maladie vers l'estomac. C'est ainsi que raisonnent des professeurs, des académiciens, des auteurs renommés : jugez-les d'après leur opinion, mieux encore d'après leurs succès, et il ne vous faudra pas une grande perspicacité pour vous convaincre que ces savants, dépourvus de principes généraux, ne sont pas des génies, et qu'il semble que les malades aient dû les outrager pour oser mettre tant de travers d'esprit dans l'étude de leurs maux.

D'autres auteurs ont admis jadis que ce qu'on nomme encore GASTRITE, HYPOCHONDRIE, était une névralgie qu'ils dénommaient gastralgie. Un docteur de nos jours s'est emparé de cette opinion, et vite, grâce aux morts, il s'est cru un génie vivant. Mais dans une névralgie, la douleur se caractérise seulement par des élancements; tout mouvement de l'organe où elle siége aggrave la douleur à l'instant même, et dans l'hypochondrie on ne trouve jamais le premier caractère, tandis que les vomitifs violents qui agitent si fort les voies digestives calment souvent le mal et le guérissent parfois, de sorte qu'il appert que si les gastralgies étaient, il y a cent ans, des niaiseries, elles sont encore les mêmes de nos jours : n'en déplaise au docteur Barras.

Ces raisonnements seuls démontrent l'absurdité de cette opinion, et si jadis la gastralgie mourut, parce que, sous prétexte de la guérir, elle engendrait les phlogoses, les cancers, les ulcères, les obstructions des voies digestives, comme elle ne peut revivre qu'avec ce cortége heureux, on pense que l'auteur qui l'adopte ne ressemble pas mal à un mourant qui voudrait ressusciter un mort, ou mieux encore à un charlatan de nos jours qui fait ses œuvres sur les écrits dont on ne parle plus. Je n'ai pas besoin d'insister davantage sur de pareilles erreurs, et par une conséquence toute simple, on sent aussi que ces noms d'*hypochondrie*, de *gastrite*, d'*affection nerveuse*, de *gastralgie*, de *maladie imaginaire*, de *fièvre lente*, et d'autres de la même nature, ne sont pour nous que ridicules, attendu qu'ils n'expriment jamais la nature du mal, soit par leur expression propre, soit par le tableau que l'on place autour d'eux. Considérée, au contraire, comme je viens de le dire, cette maladie est d'une simplicité frappante.

Avant moi, tous ceux qui s'étaient occupés de l'étude de la gastrite ou hypochondrie, n'avaient décrit que quelques symptômes au lieu de les approfondir, et jamais ils n'avaient pu citer un succès complet. Malgré ces efforts, *cette grave affection morbide était toujours regardée comme incurable, ou comme mortelle*, et par conséquent au-dessus des ressources de l'art. Aujourd'hui cette opinion est tout à fait démentie par le traitement que je suis, *puisqu'il procure une amélioration prompte en peu de jours, très-souvent en vingt-quatre heures, et la guérison souvent en peu de jours, ou en peu de temps, ce que prouvent mes succès, parmi lesquels je citerai quelques-uns de ceux obtenus dans les cas les plus graves pendant mon séjour à Lille et à Bordeaux*, ainsi qu'à Paris depuis que j'y suis fixé. Dans ces faits j'en choisirai aussi quelques-uns sur lesquels je donnerai quelques détails afin de mieux faire ressortir les vérités que je publie. Parmi les personnes qui me doivent les succès dont je viens de parler et qui justifient ce que j'avance, je compte : M. Anselme, épicier, sur la place, à Gournay en-Bray; M. Alex. Alouze, rue de la Croix, 6, à Paris; M. Agnelet, rue du Caire, 7, à Paris; M. Aubry, courtier en vins, rue Saint-Antoine, 100, à Paris; Mme Asseline, à Gisors; Mme Amouroux, rue des Fossés-Saint-Bernard, 28, à Paris; Mme Amiot, à Gournay-en-Bray; Mme Altesse, rue Neuve-Coquenard, 30, à Paris; Mme Anthome, rue de Vaugirard, 38, à Vaugirard près Paris; M. Augée-Beaufort, négociant, à Orléans; M. Amiot, marchand de bois, rue du Faubourg-du-Temple, 77, à Paris; Mme Alexandre, à Montranil (Belgique), avec laquelle j'ai correspondu par l'entremise de M. Flavien Dupont, visiteur des douanes belges à Quiévrain (Belgique); M. Aug. Bienvenu, marchand, à St-Evroul de Monfort, près Gacé (Orne); Mme Avis, rue du Cadran, 40, à Paris; Mlle Alexandrine, rentière, rue des Menus, 62, à Bordeaux; Mme Adeline, rue Neuve-Coquenard, impasse de l'École, 6, à Paris; M. Antheaume, marchand épicier, place du Marché, 6, à Montmorency, près Paris; M Bernaudat, ci devant Grande-rue, 43, à Ingouville, au Havre, maintenant, chez M. Lemarlier, à Saint-Romain (Seine-Inférieure); Mme Biardot, marchande pâtissière, rue Neuve-des-Petits-Champs, 37 ou 39, à Paris; M. Beauvais, employé à la fabrique de la Folie, à Nanterre, près Paris; M. Beaulès, fabricant d'encre d'imprimerie, rue St-Julien-le-Pauvre, 4, à Paris; M. Bled, marchand, rue de Rumfort, 16, à Paris; M. Basquin, propriétaire, rue des Deux-Écus, 20, à Paris; M. Blin, rue du Cadran, 39, à Paris; M. Bourgeot, propriétaire, rue du Vieux-Versailles, 16, à Versailles; Mme Baticle, rue du Cloître-Notre-Dame, 10 et 12, à Paris; Mme Boufflers, à Villette-Ausonne, commune de Mytry-Maury, près Livry, environs de Paris; M. Bertrand, tonnelier, à Blaye; madame Beaujean, rue Aumaire, 29, à Paris; M. B.., propriétaire, à Saint-Germain en-Laye; madame Brulé, rue Saint-Victor, 15, à Paris; M. Bauban, négociant en vins, quai de Béthune, 20, à Paris; l'épouse de ce dernier malade; Mme Bellanger, rue des Dames, 48, aux Batignolles, près Paris; Mme Basset, rue Lacuée, 6, en face du pont d'Austerlitz, à Paris; Mme Bodouin, rue Neuve-Saint-Paul, 8, à Paris; M. Bienaimé, fabricant d'orfévrerie, rue de la Paix, 432, près la chaussée d'icelle, faubourg de Namur, a Bruxelles; M. Bouché, cultivateur, rue de Paris, 33, a Senlis; M. Batteford, marchand de plâtre, faubourg Saint-Vaast, a Soissons; M. Bazeret, a Saint-Germain sur Avré, près Nonancourt (Eure); M. Borrekens, négociant, rue du Vieux-Poids, 959, a Anvers (Belgique); Mme Bouchu, a Arc-en-Barros (Haute-Marne); M. Bernard, peintre en bâtiments, rue des Messageries, 21, a Paris; M. Birr, rentier, sur la place a Courbevoie, près Paris; M. Boulonais, marchand, rue des Moulins, 1, a Paris; Mme Buissonneau, rue de la Charronnerie, 3, a Saint-Denis, près Paris; Mme Bonnevaux, née Vial, au Grand-Temps (Isère); Madame Berly, rue Bar-du-Bec, 9, a Paris; M. Beausire, marchand tailleur, a Mole, près Mantes (Seine-et-Oise, aux environs de Paris; M. Bricou, fabricant de tissus, rue des Boulets, 34, faubourg Saint-Antoine, a Paris; M. Baffé-Devos, fabricant, a Leuse (Belgique); madame Bretel, rue Pagevin, 10, a Paris; M. Briet, teinturier, a la Ferté-sous-Jouarre; madame Bazire, a Bondeville-Notre-Dame, près Rouen; M. Bernard, professeur d'escrime, rue de Rouen, 19, à Paris; Mme Bailly, rue Neuve-Saint-Marc, 9, a Paris; M. Bonicon, marchand de papier, rue Galande, 63, à Paris; Mme Bernier, rue Saint-Antoine, 157, à Paris; Mme Bonnard, a Azouer-le-Voulgis, près Brie-Comte-Robert; Madame Becquerelle, faubourg St-Denis, 89, a Paris; Mme Bodin, au moulin de St-Aignan, a Saint-Aignan (Loir-et-Cher); Mme Baillou de Labrousse, sur le quai, a Saumur; Mme Baireuth, rue de Paris, 107, a Belleville, près Paris; Mme Canneaux, rue du Levant, 6, a Reims; M. Cornu, négociant en vins, rue Caroline, 28, au Havre; Mme Cheyneder, rue du Commerce, 4, a Grenelle, près Paris; Mme Chaise rue de Flandre, 35, a la Villette, près Paris; M. Consolat, ex-maire de la ville de Marseille, a Marseille; Mme Chapelle, marchande, boulevard des Italiens, 20, a Paris; Mme Coulon, bouchère, Grande-Rue, 82 a Fontainebleau; Mme Caillet, rue au Bled, 26, a Cherbourg; Mme Clin, marchande, rue de l'Ancienne-Comédie, 28, a Paris; M. Corneille, marchand tailleur, rue St-Honoré, 92, a Paris; Mme Couteau, rue du Réservoir, 1, a Ruelle, près Paris; Mme Charles, rue des Martyrs, 25, à Paris; Mme Charlier, à Laon; Mme Caffin, a Apremont, près Chantilly, près Paris; M. Corbin, rue de la Michaudière, 23, a Paris; M. Camot fils, employé a la recette des contributions directes, a Meaux, et maintenant premier commis a la recette générale, a Tarbes; Mme Chrétien, a Aubigny, par Falaise (Calvados); Mme Courvoisier, rue Lafitte, a Paris; Mme Champeaux, fabricant de bijouterie, rue Notre-Dame-de-Nazareth, 6 bis, a Paris; l'épouse de M. Courvoisier, négociant en vins, port de Bercy, 29, a Bercy, près Paris; M. Chapuis, marchand de vins, rue du Chenil, 17, a Versailles; M. Courtois fils, a Saint-Gengoux-le-Royal; Mme Clochet, rue Planche-Mibray, 18, a Paris; l'épouse de M. Cléry, négociant en bois, rue de la Madeleine, 32, a Paris; M. Coupé, peintre en bâtiments, rue Montmorency, a Gournay-en-Bray; la femme de M. Cazot, coiffeur, a Ecouen, près Paris; madame Courtois, rue de Jouy, 18, a Paris; Mme Chaudron, marchande bouchère, rue des Barres, 4, a Paris; M. Crapez, maître de forges, a Bavay, près Valenciennes; Mme la comtesse de Coupigny, rue Porte-de-Paris, a Amiens; Mme Cavalié, a Layrac Haute-Garonne); M. Constantin, marchand tailleur, rue des Remparts, a Bordeaux; M. Cheradame, marchand épicier, rue Bourg-l'Abbé, 23, a Paris; M. Chihon, meunier, a Silly le-Long, près Dammartin; Mme Coqueray, rue des Cinq-Diamants, 12, a Paris; M. Jean Carrabas, teinturier, rue des Bourdonnais, 10, a Paris; M. Collot, tonnelier, Grande-rue, 68, a Fontainebleau; Mme Desjardins, rue des Lyonnais, 18, a Paris; Mme Delauney-Primois, rue de Geole, a Orbec; M. D., négociant en vins, rue du Pont-Louis-Philippe, a Paris; Mme Dallot, rue du Cloître-St Jacques, 8, a Paris; M. Deleze, jardinier, a Villemonble, près le Raincy, environs de Paris; M. Dumié, Grande-rue du Pec, n° 5, près Saint Germain-en Laye; la bonne de M. Dieusy, rentier, rue de Sotteville, 19, à Rouen; Mc Dehaye-Henry, a Anisy-le-Château, près Soissons; M. Dumon, au Petit-Montrouge, route d'Orléans, 13 près Paris; M. Duval, négociant en vins, a Versailles; M Doré, marchand de bois, a St-Patus, près Meaux; M. Daret, négociant, rue des Fossés-St Victor, 13, a Paris; Mme Dubois, a Gournay-sur-Marne; M. et Mme Delahaye, quai de l'Yonne, a Montereau; M. Dubus, employé, rue du Faubourg-St-Martin, 52, a Paris; Mme Deroyaume, rue Feydeau, 7, a Paris; Mme Desmonts, crémière, rue Montmartre, 173, a Paris; Mme Desprès, a Livry, près Paris; M. Duquesnay, rue Hautefeuille, 9, a Paris; mademoiselle De lozane, a Silly-le-Long, près Nanteuil-le-Haudouin environs de Paris; M. Delesque, notaire, a Mainneville, près Gisors; Mme Dufresnoy, rentière, a Louvres, près Paris; Mme David, fabricante de plomb de chasse, rue du Petit-Crucifix, 6, près la Tour-St-Jacques, a Paris; M. Domet, directeur de la poste aux lettres, a Fontainebleau; la mère à Me Paillard de Villeneuve, rue Neuve-St-Augustin, 25, a Paris; M. Drujon, propriétaire, au Plessis-Belleville, près Dammartin, aux environs de Paris; M. Dubois, ancien officier, rue Royale, 29, a Versailles; M. Dingremont, rue Notre-Dame, 16, à Argenteuil; M. Demoiseau, négociant, ci-devant rue et Ile St-Louis, 20, à Paris, et maintenant quai de Béthune, 4; M. Du Temple, marchand-chapelier, a Bonneval, près Chartres; M. Dugué, a Flers; M. Delbaux, tailleur, rue des Marchands, 8, a Nîmes; Mme Dupuis, au Bel-Air, au Grand-Gentilly, près Paris; M. Duflot, marchand de bois, rue de la Pépinière, 50 bis, à Paris; Mlle Dugrou, rue des Douze-Apôtres, 8, à Lille; Mlle Delcroix, rue Docre, 17, à Douai; l'épouse de M. Doremieux, négociant en fer, rue de Paris, 80, à Lille; Mme Denis-Prieur, à Villers-St-Flambourg, près Senlis; M. Duplecy, fabricant de bijoux, rue Saint-Martin, 101, a Paris; Mme Dennery, rue de Londres, 7, à Paris; M. Desprès, rentier, anciennement à Paris, et maintenant retiré à Brie-Comte-Robert, près Paris; M. Degardin fils, cultivateur, à Lanoy, près Lille; madame Eymery, à Deuil, près Montmorency, environs de Paris; M. Edouard Gresy, à Maupertuis, près Coulommiers; l'épouse de M. Fleurot, négociant en vins, rue de Bercy, 41, à Bercy, près Paris; M. Ferdinand Bertaux, à Meneval, près Gournay-en-Bray, Mme Follet, rue des Moulins, 10, à Gournay-en-Bray; M. Fleury, marchand de bestiaux, à la Chapelle-Saint-Denis, près Paris; Mme Failjet, rue Crussol, 20 bis, à Paris; M. Fourdrain, rue du Pont-Louis-Philippe, 13, et ci-devant Saint-Antoine, 50, à

Paris; Mme Florence, jardinière, rue Agathe, 4, à St-Cloud, près Paris; M. Fregier, chef de bureau à la préfecture de la Seine, et auteur des *Classes dangereuses de la population dans les grandes villes*, in-8°, à Paris; Mme Faille, chez M. son père Ballet, rue d'Anjou, à Reims; M. Ferrand, rue Charenton, 1, à Bercy, près Paris; Mme Franquenel, rue Montmartre, 131, à Paris; Mme Fouilloux, à Mitry, près Claye, environs de Paris; Mme Fœrderer, rue Gris-Echalas, au bord du canal, à St-Denis près Paris; M. Fleury, marchand de bois, à Châtillon, près Corbeil; M. Forville, à Septeuil, près Mantes (Seine-et-Oise); M. Farnier, route de la Briche, 13, à Saint-Denis, près Paris; Mme Gamel, a la Lanterne, rue des Acacias, aux Thermes, barrière du Roule, près Paris; Mme Gossin, Grande-Rue, 21, a Marly-le-Roy, pres Paris; M. Greslé, rue Faub.-St-Honoré, 12, a Paris; Mme Guyon, rentière, place du Palais de Justice, 6, a Paris; l'épouse de M. Gouge, négociant en vins, rue d'Anjou-St-Honoré, 13, a Paris; Mlle Guilbert, rue de l'Hôtel-de-Ville, 90, a Paris; M. Gena, rue Folie-Méricourt, 20, a Paris; M. Gus, cordonnier-bottier, rue de la Licorne, 20, a Paris; M. Glandine, rue Saint-Denis, 368, a Paris; madame Guyon, rue Saint-Jacques, 222, a Paris; Mme Gouet, a Dijon; Mme Gaulier, chez M. Bonaire, rue Saint-Lô, 89, a Angers; M. Genié, place des Victoires, 9, a Paris; M. Gorée, huissier, a Gerberoy, par Songeons: M. Gros, imprimeur, rue Damiette, 2, a Paris; M. Gilet, cultivateur, a Montmagny, près Paris; Mme Grenneval, place de Grève, 9, a Paris; M. Garnier, fabricant d'orfèvrerie, quai des Orfèvres, 44, à Paris; M. Gérard Trémiseau, brasseur, chez M. Brunin père, place de la Croix, 11, a Mons (Belgique); mademoiselle Gervais Clémentine, rue de l'Eglise, 20, a Saint-Cloud, près Paris; M. Grosjean, fabricant de chaises, rue de Bercy, 8, a Paris; M. Guérin, chez M. Rogelin, rue des Deux-Portes-St Jean, n° 2, à Paris; Mme Gauchers, rue St-Lazare, 126, a Paris; M. Granger, rue Madame, 24, a Paris; mademoiselle Grosjean, crémière, rue Beauregard, 27, a Paris; M. Gombert, rue Charonne, 77, a Paris; M. et madame Guilman, rue Basse-Notre-Dame, 33, a Amiens; Mme Carbados, boulevart Saint-Martin, 10, a Paris; Mme Garnier, rue de la Bottière, 3, en face Tivoli, a Bordeaux; Mme Guilhaume, rue St-Lazare, ancien n° 105, chez Mme veuve Rigaut, a Paris; M. Gauthier, ci-devant rue Louis-le-Grand, 23, et maintenant rue Ménars, 12, a Paris; M Grenier, peintre en décors, rue Gaillon, 17, à Pris; M. Hy, imprimeur, rue St-Claude, 22, a Paris; M. Haby, fabricant de casquettes, rue du Perche, 4, a Paris, M. Hyman, rentier, Grande-Rue de Paris, a Belleville, près Paris; Mme Hetz, marchande de vins, rue des Bourrées, a Surêne, près Paris; M. Hérisseau, ancien notaire, a Courtenay (Loiret); M. Hamelin, au Petit-Pré, commune de Plaisir, près Nové-le-Château, environs de Paris; M. Huré, marchand de nouveautés, a Joigny (Yonne); Mme Hivet Didier, rue du Port, 3, a Boulogne, près Paris; M. Hourné, employé des impositions indirectes, a Nevers; Mme Huard, aux bains, a Pontoise; M. Julienne fils, a Aulnay-sur-Odon, près Caen; M. Jousset, négociant en vins, rue St-Jacques, 245, a Paris; M. Joigne, coiffeur, rue de Bercy, 35, a Paris; Mme Jomas, a Joigny (Yonne); Mme Jausserand, rue St-Jacques, 28, a Douai; Mme Janisson, r. Neuve-des-Petits-Champs, 55, a Paris; l'épouse de M. Lemaire, propriétaire, a Versigny, près Nanteuil-le Haudoin, près Paris; Mme Laforgue, traiteur, rue Michel-le-Comte, 38, a Paris; Mme Lagoutte, rue de l'Hôtel-de-Ville, 96, au 3e, a Paris; Mme Larpenteur, a Thomery, près Fontainebleau; M. Longchamp, chez MM. Legrand père et fils, rue Montmartre, 124, a Paris; M. Laffitte, rue du Faub.-St-Martin, 67, a Paris; M. Longuet, layetier, rue Chaussée-d'Antin, 30, a Paris; Mme Legour, marchande, a Nosay, près Palaiseau, aux environs de Paris; Mme Lefebure, rentière, rue Neuve-des-Petits-Champs, 29, a Paris; Mme Legras, fabricant de bretelles, rue St-Martin, 127, à Paris; M. Lataste, rue Mulet, 4, a Lyon, M. Lajoy, marchand, rue Lacroix, 6, près le marché St-Martin, a Paris; l'épouse de M. Lefebvre, fabricant de chandelles, rue St-Martin, 54, a Paris; l'épouse de M. Lagneau, cultivateur, a Pierrefitte, près Paris; Mme Laffiste, rue Ste-Marguerite, 38, a Paris; Mme Lemblée, a Charenton-Saint-Maurice, près Paris; M. Lauthiaume, propriétaire cultivateur, a l'Etoile, canton de Valence (Drôme); Mlle Lodé Héloïse, a Magny, près Paris; Mme Leroy, rue St-Antoine, 157, a Paris; Mme Labarre, a Veymar, près Louvres, aux environs de Paris; M. Langlois, horloger, rue du Temple, 26, a Paris; M. Legendre, propriétaire, a la Charité (Nièvre); Mme Lherbon, rue de la Chaus-Mlle Legras, chez M. Remy, chanoine, cloître St-Gervais, a Soissons; Mme Lefèvre, a Douy-Laramée, près Meaux; Mme Lepage, marchande de toiles, a Nanteuil-le-Haudouin, près Paris; Mme Legris, près Charenton, 68, a Paris; M. Lutcote, à Lyons-la-Forêt; M. Lugol, horloger, rue Joqueley, 3, à Paris; M. Léger, rue St-Martin, 34, a Bayeux; M. Léger, fabricant de bretelles, rue Sain-Martin, 127, à Paris; M. Lemarié, entrepreneur de bâtiments, rue Saint-Honoré, a Versailles; madame Lagrange, rue Mercier, 2, a Paris; M. Legros, rue Vannerie, 42, a Dijon; madame Lepoitevin-Dumoutier, a la Colombe, près Villedieu (Manche); M. Lurat, rue Saint-Germain-l'Auxerrois, 35, a Paris; M. Leclaire, peintre en bâtiments, rue de la Victoire, 28, a Paris; M. Lemaire-Dupré, fabricant a Leuze (Belgique); M. Loquier, cultivateur, commune de St-Martin, près Blaye, aux environs de Bordeaux; M. Lefèvre, a Joigny; Mme Lamarre, a Champs-en-Brie, près Lagny; Mme Lebas, rue de Bourgogne, 28, a Paris; M. Leneveu fils, cultivateur, a Ermenonville, près la Délivrande, près Caen; M. Lecapellen, fabricant de tabac, rue de Namur, 103, a Louvain (Belgique); Mme Leroux, marchande, rue Clisson-et-Toulouse, a Rennes; Mme

Mercier, faubourg Banier, 39, a Orléans; Mme Moron, fabricante de bourses, rue Saint-Denis, 261 et 263, à Paris; M. Morvillé, courtier en vins, ci-devant rue de Bretagne, 7, maintenant rue Contrescarpe-St-Marcel, 8, a Paris; Mme Mansui, rue St-Georges, 4, chez M. Giroux, a Paris; M. Mauge, nourrisseur, rue des Moulins, près la barrière du Maine, a Vaugirard, près Paris; Mme Mauge, rue des Tournelles, 24, a Paris; Mme Maurice, crémière, rue Neuve-des-Capucines, 7, a Paris; Mlle Aimée Malatiré, place Saint-Godar, a Rouen; M. Maurise, lithographe, rue Saint-Antoine, 70, a Paris; madame Magnat, a Villeneuve-le-Roi, près Sens (Yonne); M. Marlet, courrier de la malle, rue Notre-Dame-Nazareth, 23, a Paris; M. Méchin, aux Petites Ecuries, cour triangulaire, escalier P, logement 193, a Versailles; Mme Moreau, marchande, a Paimpol; Maréchal, propriétaire, a Arc-en-Barrois (Haute-Marne); Mme Moronval, rentière, rue Galande, 65, a Paris; Mme Mérand, rentière, rue Pierre-Lescot, 15, a Paris; M. Mercier, rue Gaillon, 15, a Paris; Mme Ménage, limonadière, place Royale, 2, a Saint-Cloud, près Paris; M. Marcheux, fermier, a Floquières, près Cambrai; madame Maréchal Huyot, chez M. Charlier, a Laon; M. Menar, tanneur, a Lacave, près Blaye, aux environs de Bordeaux; M. de Monseignat, a la caisse des consignations, rue de l'Oratoire, a Paris; M. Millet, quai des Ormes, 14, a Paris; M. Maurice, rue Saint-Antoine, 77, a Paris; Mme Moly-Labassée, rue de l'Université, 28, a Reims; M. Morette, rentier, a Vulhaine, près Fontainebleau; M. Maurille-Guionard fils, a Paimpol, près St-Brieuc; M. Michel-Connerat, fabricant de parapluies, rue Grenetat, 28, a Paris; Mme Morel-Roux, rue Neuve, 4, a Clermont-Ferrand; M. Marx-Picard, négociant, a Nancy; M. Marchand, apprêteur, rue d'Anjou, 15, a Reims; M. Marchand, rue Phlippeaux, 23, a Paris; Mme Noireau, rue du Pont, 5, a Choisy-le-Roy, près Paris; Mme Noble, faubourg St-Antoine, 155, a Paris; Mme Nicolas, rue de Fourcy-St-Marceau, 2, a Paris; M. Nave, arpenteur, a Viller-Outreaux, près le Catelet; Mme Nidriche, rue Truffaut, 5, aux Batignolles-Monceaux, près Paris; Mme Picat, rue Haute-Vienne, 33, a Limoges; M. Pandevant, avocat, a Orléans (Loiret); Mme Pépin, rue Jean-Pain-Mollet, 16, a Paris; M. Prout, marchand épicier, rue Saint-Honoré, 4, a Fontainebleau; M. Plaut, marchand épicier, rue de l'Oursine, 37, a Paris; M. Pilloy, jardinier, rue de l'Oursine, 112, a Paris; madame Place, ci-devant rue de la Ferronnerie, 35, et maintenant rue Saint-Honoré, 67, a Paris; M. Pingret, graveur, rue Guénégaud, 5, a Paris; madame Porreau, au Bourg-la-Reine, près Paris; Mme Piquenot, a Bernay; M. Portefain fils, a Dammartin, près Paris; M. Prieur, marchand de draps, rue des Bourdonnais, 10, a Paris; Mme Plate, rue Mandar, 4, a Paris; Mme veuve Porchet, chez M. Dubois, a Marone, près Arpajon; Mme Poulain, a Villepatour, près Tournans, dans les environs de Paris; M. Ponchaux, lieutenant d'artillerie belge a Tournay (Belgique); M. Puissant, lieutenant au 3e régiment de hussards: Mme Piéget, a Montargis; madame Parento, chemin de Condat, a Libourne (Gironde); M. Pailliez, tanneur, rue des Remparts, a Bordeaux; Mlle Pondevaux, a Cluny; Mme Potar, rue du Sentier, 10, a Paris; M. Paulmier, marchand de blanc, rue St-Jean, 109, a Caen; Mme Provost, marchande de vin, place de l'Hôtel-de-Ville, 13, a Paris; M. Petit, a Septeuil, près Mantes; madame Porché, rue Saint-Ambroise-Popincourt, 3 bis, chez M. Combray, fondeur, a Paris; Mme Platau, a Apremont, près Chantilly, près Paris; M. Paskyery, ex officier, rue du Bac, 38, a Paris; madame Prosper, rue de la Tixeranderie, 52, a Paris; M. Prudhomme, garde-forestier, a Monsoult, pr. Moisselle (canton d'Ecouen); Mme Rouzé, rue des Fossés-St-Victor, ci-devant 15, et maintenant 17, a Paris; Mme Roussel, a Laferrière-sur-Isle, près Conches (Eure); M. Rolland, rue des Amandiers-Popincourt, 14, a Paris; M. Regnault, fabricant, rue de la Barrière, 117, a Elbeuf; Mlle Rometin, au Plessis-Belleville, près Nanteuil-le-Haudouin, aux environs de Paris; M. René fils, ci-devant rue St-Martin, 116, a Paris, maintenant a Boisjoli, commune de Balent, près Tours; M. Roux, voiturier, a Voux, près Montereau; Mme Ratier, rue de la Paix, 58, aux Batignolles, près Paris; Mme Raffetin rue Pavée, 47, faubourg St-Sever, a Rouen; Mme Roux, rue Pont-aux-Choux, 16, a Paris; M. Roussel, rue de la Marre, 80, a Belleville, près Paris; M. Rolando, rue de l'Université, 73, a Paris; M. Roger, marchand tailleur, r. Croix-des-Petits-Champs, 39, a Paris; Mme Rappin, rentière, r. de Bretagne, 25, a Paris; Mme Ratouin, rentière, a Libourne; Mlle Ramelet, maintenant Mme Avignon rue du Faubourg-Saint-Martin, 126, a Paris; M. Antoine Sinteyre-Rober, propriétaire a la Ferté-Alep; M. Stimbach, propriétaire de l'hôtel des Basses Alpes, rue Richelieu, 12, a Paris; M. Seger (Isidore), rue de Gravière, 1311, a Namur (Belgique); Mme Sevestre, faubourg Banier, 39, a Orléans; M. Scellier, passage Saucède, 16, a Paris; Mlle Sortait, rue de l'Ecole-de-Médecine, 37, a Paris, et maintenant rue Monsieur-le-Prince, 27, a Paris; l'épouse de M. Saimbord, menuisier, rue des Iroquois, 4, a Rouen, M. Sénéchal, ingénieur des Ponts-et-Chaussées, a Saint-Etienne, près Lyon; l'épouse de M. Sudreau, place des Pyramides, 3, a Paris; M. St-Amand, rue du Nord, maison Hervé a Elbeuf; M. Soraud, horloger, rue des Arcis, 4, a Paris; M. Sauvage, rue du Molinet, 67, a Lille; M. Simonetti, notaire, a Blaye, près Bordeaux; Mme Sevin, propriétaire a Surêne; M. Thoreau, marché Neuf, 16, a Paris; Mme Tocher, rue de Tracy, 14, a Paris; Mme Thibaut, a Veymar, près Paris; Mme Thibaut, a Nogent-sur-Seine. M. Trefousse, fabricant de gants, rue de Braque, 2, au Marais, a Paris; M. Turbiez, négociant, rue de l'Hôpital-Militaire, 63, a Lille; Mlle Elisa Tancé, rue du Faubourg-Saint

Denis, 173, à Paris; Mme Tassaert, fabrique de produits chimiques, à Gorende, près Brachaet, par Anvers; madame Trouillet, Grande-Rue, 109, à la Chapelle-St-Denis, près Paris; M. Tenaillon, marchand de vins, rue du Faubourg-Saint-Martin, 3, à Paris; madame Thymel, boulangère, rue Meslay, 33, à Paris; M. Turquois, rue Neuve-de-la-Fidélité, 6, à Paris; Mme Tacher, rue de Tracy, 14, à Paris; M. Victor-Xavier Couturier, juge de paix, à Maintenon, près Chartres; M. Volée, marchand boucher, rue du Faubourg-St-Martin, 72, à Paris; Mme Wulvurick, rue du Mail, 13, à Paris; Mlle Vendenbrouck, rue du Vert-Bois, 39, à Paris; M. Varin, coutelier, rue St-Pierre, 13, à Versailles; Mme Vincent, quai des Ormes, 4, à Paris; M. Vilbien, ex-brasseur, faubourg de Wazemmes, à Lille; Mme Valhienne, ci devant rue Saint Denis, 349, à Paris; et maintenant rue Fessard, 11, à Belleville, M. Vérotté, employé à l'administration Provinciale, à Namur (Belgique): Mme Vansellus, rue de Grammont, 14, à Paris, etc.

Telles sont quelques-unes des mille preuves que j'ai cru devoir citer pour justifier mon opinion, que cette maladie dite gastrite, hypochondrie, fièvre lente, etc., était curable, *preuves qui avant moi n'ont jamais été fournies par aucun auteur.*

Mais cette maladie présente une foule de variétés, et je vais parler de quelques-unes de celles qui frappent le plus dans la pratique.

Le malade accuse presque constamment froid aux pieds et très-souvent des frissonnements; dans quelques cas fort rares un sentiment général de froid très-prononcé et continu; et dans les cas graves comme des lignes glaciales le long des membres inférieurs. D'autres fois la gastrite est accompagnée d'une chaleur locale continue, surtout à la figure. Mme Roques, à Bordeaux, était toujours armée d'un éventail pour calmer cette incommodité. Que de fois au contraire des vapeurs chaudes semblent partir de l'estomac et se diriger encore vers la figure! M. Nave accusait une chaleur corrosive depuis la luette jusqu'à l'estomac. Quelquefois cette chaleur est fixe et brûlante au creux de l'estomac, et s'accroît sous l'influence de tous les aliments.

Les sueurs sont faciles et générales sous l'influence de la moindre fatigue, dans les premiers temps de cette maladie, et quelquefois elles sont seulement locales, mais abondantes. Lorsque M. Malliu, négociant, à Quimper, me consulta, il était obligé d'avoir plusieurs mouchoirs pour éponger la sueur qui coulait de ses doigts par gouttes nombreuses. La moitié de la figure d'un autre malade m'a présenté le même symptôme. Parfois, mais rarement, la sueur est générale, visqueuse, froide et continue; j'ai rencontré plusieurs faits de cette nature.

Le teint est toujours terreux, jaunâtre, ou il imite ici la feuille d'automne que le vent fait rouler sur la terre; et là il est vert-pomme, symptôme qui est accompagné de démangeaison à la peau. J'ai observé plusieurs fois ces variétés, et parfois celle où le teint devient absolument celui d'un mulâtre et se conserve tel pendant des années.

Souvent la bouche est presque sèche et très-pâteuse, toute saveur est nulle et le malade ne peut avaler que très-difficilement; ici les sécrétions semblent nulles, et d'autres fois le malade est fatigué par des mucosités blanchâtres semblables à de l'écume et qui semblent ne partir que de la bouche. Parfois ces mucosités sont épaisses, pesantes et rejetées par les vomissements. D'autres fois ce sont des larmes continues qui ruissellent sur la figure du malade, symptôme rare et que tous les chirurgiens confondent avec des obstructions des points lacrymaux. Je ne l'ai observé que chez les femmes.

Si dans un très-grand nombre de cas le dégoût pour les aliments devient aversion, si la simple odeur des viandes, ou leur vue change cette aversion en horreur, la faim est quelquefois dévorante, assouvie un moment, elle renaît quelques moments après. Si la nourriture se fait trop attendre le malade souffre horriblement, s'agite, pâlit, une sueur froide paraît sur sa figure, il est près du délire et il se sent comme anéanti. J'ai rencontré un jeune homme qui mangeait plus de quatorze livres d'aliments par jour depuis huit ans, et que je guéris en une quinzaine.

Les renvois, les pesanteurs, les malaises, les douleurs au creux de l'estomac fixent surtout l'attention des malades; très-souvent les douleurs sont violentes, et selon les malades elles imitent celles que produirait un fer rouge qui traverserait l'abdomen.

Tantôt les douleurs au creux de l'estomac redoublent sous l'influence de la dose alimentaire la plus faible et des aliments les plus rafraîchissants tels que les laitages, et tantôt sous celle des aliments toniques, ainsi que le prouvent une foule de malades cités dans cet écrit. Parfois la douleur est fixe au creux de l'estomac, parfois son siége paraît exister dans les intestins grêles, avec redoublement aussitôt que le passage des aliments a lieu. Chez quelques malades, les douleurs s'aggravent aussitôt qu'ils montent à cheval ou en voiture. Souvent on rencontre des vomissements journaliers très-fréquents et très-anciens: ce que prouvent MM. Després, Gombert, Doré, etc., etc. Une remarque à faire, c'est que si l'on examine les aliments vomis mêlés aux mucosités, l'estomac ne les rejette pas toujours tous et fait un choix.

J'ai vu des hommes très-fortement organisés accuser dans cette maladie, après leur repas ou dans leur intervalle, ou vers quatre à cinq heures du matin, des douleurs à l'épigastre qui se calmaient à mesure que les palpitations devenaient violentes, que l'oppression survenait, et qu'ils étaient de plus en plus agités: variété qui se modifie beaucoup, se complique de mouvements convulsifs ou des idées les plus sombres.

Quelquefois le malade a le ventre tendu, il éprouve de violentes coliques, et alors naissent des borborygmes ou des bruits sourds.

Des constipations de douze, quinze jours, même plus longues, sont communes dans la gastrite. Quelquefois même les selles n'ont lieu que par des moyens mécaniques, ainsi qu'on le remarquait chez M. Després. Chez d'autres, cette constipation est regardée comme la suite d'un rétrécissement du rectum. Le chirurgien s'arme de ses instruments, et pratique des opérations qu'il aurait évitées s'il eût été plus instruit.

Les urines ajoutent souvent aux craintes du malade par leur fréquence, quoique peu abondantes, et parfois, moins rarement, par leur couleur presque noire ou sanguinolente.

La poitrine partage l'état des viscères digestifs, elle est facilement oppressée; et si les douleurs épigastriques sont vives, si les vomissements menacent, alors cette oppression est forte.

Les palpitations au creux de l'estomac sont presque constantes dans la gastrite ou hypochondrie, et ce symptôme agit puissamment sur le malade.

Le cerveau plus qu'aucun autre organe réfléchit les symptômes de la gastrite, il semble au malade que son amour pour sa famille s'affaiblit; les intérêts ne lui commandent plus, son courage n'est plus que de l'abattement; sa mémoire retrouve à peine les noms des choses, et son intelligence semble obtuse. Enfin l'univers n'est plus pour lui qu'un sujet de peine; il éprouve les idées les plus noires et il recherche la solitude.

L'agitation quelquefois locale, le plus souvent générale, frappe aussi le malade; sous l'influence de la moindre impression toutes les fibres éprouvent, dans quelques cas, un mouvement de contraction, et plus la maladie est grave et plus ces mouvements sont prononcés.

Des malaises généraux, des lassitudes, un accablement profond sont des symptômes qui frappent presque toujours les malades ; et souvent à chaque point organique correspond un point douloureux qui, tour à tour plus ou moins prononcé, lui fait croire que la gastrite est compliquée de rhumatisme. Souvent la digestion semble nulle ; les syncopes et les défaillances sont fréquentes et prolongées, ou ne cessent que pour être remplacées par des mouvements convulsifs.

La gastrite ou l'hypochondrie simule enfin la fièvre lente ; les malades eux-mêmes croient qu'une espèce de fièvre les mine. Elle simule aussi dans quelques cas les fièvres intermittentes et les fièvres ataxiques ; dans ces deux derniers cas, elle constitue la partie de la médecine la plus difficile à comprendre, et comme dans les variétés précédentes, elle demande une modification spéciale dans le traitement, si l'on ne veut faire rapidement des victimes.

Parmi ces malades que j'ai cités quelques-uns étaient jeunes, le plus grand nombre dans l'âge viril, et plusieurs étaient âgés de plus de soixante ans. Tous ces malades comptaient des années de souffrances : M. Baulès accusait sa maladie depuis sept ans ; MM. Vilhien, Mme Crenneval, depuis neuf à dix ans ; Mme Chapelle, depuis vingt. J'en ai observé dont les tortures dataient de plus loin encore, surtout chez M. Xavier Couturier.

Quant au degré du mal, certes il était très-grave chez tous.

Tous les malades que je viens de citer avaient subi plusieurs traitements ; les uns avaient été soumis à la diète, aux sangsues, aux saignées, aux limonades, aux laitages, aux vésicatoires, aux moxas, aux sétons ; d'autres avaient usé d'opium, de calmants, de tisanes toniques, de viandes noires, de vin de Bordeaux ; une foule avaient voyagé, pris les eaux, éprouvé les purgatifs, etc., sans aucun succès.

Tels étaient ces malades qui, malgré leur position grave depuis des années, et leurs divers traitements plus nuisibles qu'utiles, ont prouvé qu'en écoutant la nature on arrivait rapidement à la santé.

Le traitement ordinaire ou empirique de la maladie dite gastrite ou hypochondrie varie selon les opinions que l'on adopte sur sa nature. Naguère tous les médecins la regardaient comme inflammatoire ; mais depuis que nos belles cures ont détruit les bases du système broussaisien, ils se sont divisés. Maintenant quelques sublimes docteurs ne voient la maladie que dans le cerveau, indépendamment de l'organisme, et ils ne prescrivent qu'un traitement moral. Pour eux la comédie du *Malade imaginaire* est d'un grand secours ; malheureusement on ne guérit pas, et M. Dubois (d'Amiens) oublie alors que le médecin se met en scène au lieu d'éviter le ridicule, et qu'un traitement moral est juste le dernier degré d'abaissement de la science. D'autres docteurs veulent que la gastrite soit nerveuse. Ces doctes comptent aussi d'hier au plus ; ce sont des renégats broussaisiens qui ont voulu mettre les pieds dans notre camp ; ils ne reconnaissent pour médication que l'opium, l'acétate de morphine, les viandes, les vins et les toniques en général. Ils prescrivent aujourd'hui ce qu'on prescrivait avant Broussais ; mais aujourd'hui, comme alors, on ignore la nature des symptômes, soit qu'ils soient nerveux ou inflammatoires ; et confondant des symptômes essentiellement différents, ils donnent très-souvent naissance, aujourd'hui comme autrefois, à des phlegmasies, à des ulcères et à des cancers de l'estomac ou des intestins, ainsi que je l'ai dit plus haut. D'ailleurs, est-ce avec des calmants, des viandes, des vins, qu'on favorise les digestions presque nulles ou très-enrayées ? Non, sans doute, et n'ayant pas ces moyens ou ignorant leur application, ils sont comme on voit impuissants pour guérir sans cesser d'être dangereux. Le traitement des médecins qui regardent cette maladie comme inflammatoire est très-simple ; il consiste en une diète absolue ou très-sévère, dans les antiphlogistiques, les saignées, les sangsues, la glace et les dérivatifs, tels que la pommade stibiée, les vésicatoires, les sétons et les moxas. C'est sur les cadavres qu'ils ont fondé la théorie de leur médication ; mais ces cadavres n'ont jamais été que des débris de victimes mal interrogées ; très-souvent ils ne servent même qu'à démentir cette théorie ; et d'ailleurs les auteurs de celle-ci ignorant, comme les systématiques précédents, les caractères distinctifs des symptômes qui expriment, soit le prétendu état nerveux, soit celui qu'on regarde comme inflammatoire, confondent tout. Le langage si simple et si précis des organes souffrants est pour tous les médecins un langage muet ou inintelligible, et si les uns sont nuls pour vous guérir, et ne savent remplacer vos maux, si faciles à détruire, que par de mortelles lésions organiques, les autres, après avoir soustrait le peu de sang qui vous anime et vous avoir soumis aux tortures des dérivatifs, vous conduisent à coup sûr dans la tombe ; ou, si vous les fuyez sur le bord du précipice, c'est pour emporter une vie plus douloureuse et plus défaillante à la fois. Oui ! quelle que soit la médication connue de cette maladie, elle est toujours dangereuse ou incomplète. Au reste, les faits multipliés justifient mon langage, et si je le tenais à la hauteur de l'intérêt des victimes faites surtout depuis quelques années, combien de couronnes usurpées dans l'opinion, mais flétries par des larmes, seraient alors lacérées !

Le traitement *naturel* est tout simple comme la nature même ; mais la maladie présente une foule de nuances, et par conséquent ce traitement doit être basé sur des principes généraux, afin qu'on puisse le nuancer ou le varier comme le mal même, selon ce que j'ai écrit dans mon *Examen général*. Ainsi, si les excitants naturels sont trop forts, on les diminuera ; s'ils sont viciés ou altérés, on les modifiera ; s'ils manquent ou s'ils sont trop faibles, on augmentera leur action ; s'ils sont trop faibles ou bien s'ils manquent, on les rendra à l'organe qui les appelle ; si l'organe n'est plus dans les conditions propres à l'existence normale, on modifiera ses rapports selon la trame organique, et enfin la médication n'aura pour but que de corroborer ces premiers moyens curatifs. En un mot, traiter, ici comme ailleurs c'est obéir à l'expression de l'organisme. Voilà ma formule, toute ma formule; et certes, c'est dire qu'avec mes principes et la médication qui en dérive, on approprie le remède au mal au lieu d'être un empirique, comme tous les médecins actuels.

Depuis que nos succès sont devenus si frappants et si nombreux à la fois, les professeurs de la Faculté de Paris, tous broussaisiens ou ultra-Sangrado, tout comme on voudra, ont pris le parti, ainsi que leurs adeptes, de chercher à nous imiter dans la pratique, et de là le changement subit dans leur médication. L'homœopathie a senti aussi que ses globules n'étaient que de la niaiserie, et son inventeur, ainsi que ses adeptes, ont fini aussi par nous imiter dans la pratique; mais la gastrite, ou l'hypochondrie, ou la fièvre lente varie à l'infini en quelque sorte, ainsi que je l'ai prouvé plus haut, et alors que peut-on espérer des médecins qui copient la pratique d'un confrère sans posséder des idées nettes sur la nature de la maladie? Rien d'avantageux, ce que prouvent les faits de toute nature rapportés dans cet opuscule.

Mais la gastrite, si simple en apparence, semble embrasser toute la médecine; elle est, comme je l'ai dit, une espèce de protée, et pour mieux faire ressortir ses variétés, les erreurs dans lesquelles on est tombé sur son caractère et les traitements barbares auxquels on l'a toujours soumise, je crois devoir entrer dans les détails suivants, où il sera facile de se convaincre que partout la médecine est un labyrinthe où la raison se perd en se rendant esclave des systématiques qui tour à tour refluent sur la science pour l'avilir en la rendant funeste à l'humanité.

1re *Observation*. Lecteur, méditez le fait qui suit, et il vous sera facile de vous convaincre que le danger du système broussaisien est, à coup sûr, sérieux. Madame Chapelle arriva à un état désespéré, après quinze ans de souffrances, qui se caractérisèrent enfin par des céphalalgies violentes, des oppressions continues, des palpitations extrêmes, et des douleurs vives à la région épigastrique. Parmi les médecins qui la traitèrent, M. Lherminier, ex-médecin de l'hôpital de la Charité, ordonna les pastilles de Vichy, et défendit les saignées et les sangsues. Le mal fit des progrès, et M. Lherminier fut mis en consultation avec plusieurs de ses confrères. La médication fut changée, selon l'usage et non selon la raison; on pratiqua plusieurs saignées générales, on appliqua les sangsues à plusieurs reprises différentes; la région du cœur fut couverte de glace pendant quinze jours : l'eau de laitue fut prodiguée à l'intérieur, et on termina le traitement par les cautères et les vésicatoires. En peu de temps, la malade était au bord de la tombe. Il est évident que les médecins ne reconnurent qu'une maladie du cœur chez madame Chapelle, qui se décida à appeler un autre médecin, M. Guersent, attaché à l'hôpital des Enfants, à Paris. Ce nouveau docteur ne reconnut, au contraire, qu'une lésion organique de l'estomac, contre laquelle il ordonna, sans succès, les laitages et les fruits cuits. M. Guersent est-il, à son tour, dans la progrès? Le revers de sa médication dit que non, en même temps qu'elle nous apprend que, lorsque M. Guersent défend les revers de M. Chomel, ne ressemble à un mourant qui enterre un mort. Ici M. Guersent ne vit pas ce qui était; j'ai été plus heureux; je n'ai pas trouvé la nature aussi voilée, et grâce à cet avantage, j'ai rendu à la santé un être si long-temps martyrisé.

2e *Obs*. Le cas qui suit est encore digne de l'attention du lecteur. M. Victor-Xavier Couturier, juge de paix à Maintenon, souffrait depuis vingt-cinq ans. Chez lui marasme profond, teint terreux en général, mais jaunâtre; horreur pour les aliments, bouche très-pâteuse, serrement de la gorge, douleurs gastriques atroces, espèce de torsion au creux de l'estomac; renvois presque continus, digestions presque impossibles, constipation violente, soupirs incessants, parfois oppression alarmante, douleurs de tête vives, accablement général, étourdissements, syncopes; chez lui le mal était parvenu à son dernier période. Pendant ces longues souffrances, le malade met en pratique la médication d'une foule de médecins, parmi lesquels je compterai d'abord M. Chomel, professeur à la Faculté de médecine de Paris, et M. Biett, médecin et professeur de clinique à l'hôpital Saint-Louis. Tous deux lui prescrivirent les eaux de Vichy, les viandes blanches, les laitages et peu de nourriture. MM. Biest et Chomel connurent-ils le mal? Non, sans doute; mais on a crié par-dessus les toits que ces maladies étaient des inflammations, et MM. Biett et Chomel ont crié comme leurs confrères, sans savoir positivement ce qu'ils faisaient, ce que prouve mon succès obtenu chez M. Couturier. M. Double, académicien, suivit une autre route : il ordonna les côtelettes, les biscotes, les eaux Bonnes, des pilules d'aconit, etc., et le malade, qu'on traitait si souvent de malade imaginaire, d'hypochondriaque, ne fit qu'éprouver un surcroît de douleurs. Ainsi la maladie de M. Couturier ne parut pas la même à ces docteurs subtils; si M. Double est pour les côtelettes et les biscotes, MM. Chomel et Biett sont des amateurs de viandes blanches, des eaux de Vichy, etc. Et puis croyez aux énergumènes qui vous assurent que la médecine est certaine: croyez à la supériorité des médecins des rois, des princes, des hôpitaux, des professeurs des Facultés, et vous serez aussi loin de la vérité que le ciel l'est de la terre.

3ᵉ *Obs.* Les *génies* rappellent les *génies*, et parlons du docteur Hahnemann. Mme Rappin souffrait depuis neuf ans révolus. Ses symptômes exprimaient dégoût pour la nourriture, une douleur vive à l'épigastre, mais plus prononcée après avoir pris de la nourriture; le ventre se ballonnait facilement, la constipation était constante, la maigreur extrême et la tristesse profonde. Mme Rappin, pendant ses longues souffrances, consulta une foule de médecins renommés. Enfin, dans l'espoir d'en finir avec ses maux, elle s'adressa au docteur Hahnemann, et ce médecin lui dit que, s'il ne la guérissait pas, personne ne lui rendrait la santé. La consultation fut simple: 1° la malade pouvait se nourrir de tout ce qu'il lui plairait; 2° pour médicament, un globule de poudre à peine visible mêlée à huit cuillerées d'eau et à une cuillerée d'alcool. Ce mélange fait, on en prenait une cuillerée et on la versait dans un verre d'eau. Après cette opération, on prenait une cuillerée à café de ce dernier mélange, que l'on versait dans un nouveau verre d'eau. Ce dernier mélange était le remède précieux dont on devait prendre une cuillerée à café le premier jour, deux le second, trois le troisième, aller jusqu'à six et recommencer ensuite de même, sinon on s'exposait à la mort. Après six mois d'une pareille médication, la malade fut plus souffrante. Elle se soumit alors au traitement naturel, et bientôt l'amélioration fut frappante. Enfin, la maladie presque guérie parut s'aggraver de nouveau en prenant des formes différentes; je fis bientôt justice de cette espèce de complication, et Mme Rappin recouvra une santé parfaite. Tel fut notre succès. Le créateur de l'homœopathie varie, comme on voit; le sel, le poivre, la cannelle, les aromes ne sont plus des poisons subtils; le malade peut se nourrir de toute espèce de nourriture; et quant à la médication, elle n'avait besoin, pour être supérieure aux secrets du Grand-Albert et au savoir de Cagliostro, que d'être étayée du flegme germanique.

4ᵉ *Obs.* Un malade de Rennes m'écrivit ce qui suit, le 6 juillet 1844:

« J'éprouve toujours à l'intérieur du corps, un malaise, de la chaleur, et parfois des douleurs dans la poitrine, même jusque dans les bras. Je me sens très-lourd, comme si on m'avait coulé du plomb dans les membres. Quand j'éprouve ces douleurs, je suis mou, sans énergie, sans volonté aucune. Je suis très-frileux surtout à la poitrine; imaginez-vous que dans ce moment-ci j'ai sur la peau *deux chemises de laine, une de toile, un gilet de laine, un gilet de drap, que je boutonne jusqu'à la gorge, un tourou que je boutonne encore par moment*, j'ai encore sur la poitrine *deux peaux de mouton garnies de laine*, et, malgré toutes ces précautions, je puis à peine me garantir de l'air. » Il me parlait aussi d'autres symptômes moins prononcés, des remèdes qu'il avait mis en pratique inutilement depuis quinze ans, et un mois après il m'apprenait qu'il était bien mieux, et que ses frissons étaient rares et à peine sensibles; je le regardai comme guéri, et depuis je n'ai plus eu de ses nouvelles.

5ᵉ *Obs.* Le fait qui suit est non moins important, c'est celui que j'ai recueilli chez Mme Bouchu. Qu'on s'imagine une malade souffrante depuis des années, accusant de l'horreur pour les aliments, ne pouvant en digérer aucun, sujette à des nausées journalières, réduite au marasme le plus profond, et qui après avoir éprouvé les médecins de tous les rangs et de toutes les sectes, ne croit plus à la médecine, et s'abandonne enfin à une mort lente, tant nos capacités médicales sont sublimes, et l'on aura une idée de la position affreuse de cette dame, dont l'existence semblait alors devoir être éphémère, tandis qu'aujourd'hui elle possède la santé.

6ᵉ *Obs.* M. Legendre accusait des digestions presque nulles, des oppressions, et en un mot *toutes les tortures de la gastrite.* Il consulta d'abord plusieurs médecins ordinaires; le mal fit des progrès; puis il s'adressa aux Broussais, aux Andral, aux Fouquier, et la vie s'éteignait de plus en plus. Il souffrit des années, je l'ai guéri rapidement; et, comme M. Legendre est un homme vrai et reconnaissant à la fois, il nous louange.

7ᵉ *Obs.* M. Menar, à Blaye, éprouvait des digestions très-pénibles, parfois presque nulles, des douleurs épigastriques vives, des coliques, et en un mot tous les symptômes de la gastrite grave. Les médecins de Bordeaux avaient été impuissants contre la maladie. Il recourut au fameux Antoine Dubois, pendant son séjour à Blaye, à l'époque de l'emprisonnement de la duchesse de Berry. Le fameux Antoine, après mûr examen, prit une plume, écrivit son secret, l'usage des calmants. Ce secret de tout le monde écrit, il dit au martyr, *mon brave, nous allons arrêter le mal.* Trois fois l'oracle fut consulté, trois fois le mal s'accrut, et tout nous dit que le fameux Antoine n'était pas un *Josué médical.* Bref, M. Menar nous consulta, M. Menar guérit vite et ses douleurs furent calmées en 24 heures. Ainsi en médecine, le génie parisien est au niveau du génie gascon, et, moi au milieu de ces revers, je ne suis qu'un piètre médecin, parce que je m'avise de les réparer. Quoi! vous guérissez les maladies où le fameux Antoine était nul! Ici, lecteur, nous avons poussé la témérité jusqu'à ce point; étant convaincu qu'un chirurgien, fût-il royal, impérial, baron ou comte, n'est, et n'a jamais été en médecine, qu'un infirme, et qu'un accoucheur de la femme d'un charbonnier des Landes est au moins égal, en médecine, à l'accoucheur de Marie-Louise. Au reste, qu'on s'imagine bien que je ne me glorifie nullement d'obtenir des cures là où Broussais et compagnie n'ont que des revers, attendu que la médecine dont ils sont les créateurs ou les modèles n'est que de la *chiromancie*.

8e *Obs*. Passons maintenant à une autre martyr, M. Stimbach. Ce malade court de médecin en médecin pendant huit ans, et enfin la renommée le conduit chez le chirurgien Marjolin, professeur à la Faculté de médecine de Paris. A sa première visite à l'oracle de Commercy, le malade est étendu sur un large canapé, palpé, repalpé, et soumis enfin à la médecine en trois articles, les sangsues, la diète et le bouillon de veau. Le malade revient souvent visiter son oracle; il accuse chaque fois un peu plus de mal; et enfin après six mois de traitement, pendant lesquels il fut étendu six fois sur un canapé à des époques différentes, palpé et repalpé dans tous les sens, *l'oracle l'assura qu'il était guéri;* et bien guéri, car le malade souffrait plus que jamais, et pouvait à peine quitter sa chambre, tandis qu'avant le dernier traitement il remplissait les fonctions de courrier. Ah! chirurgien Marjolin, eussiez-vous les doigts deux fois plus longs encore, ils ne vous serviraient en rien pour découvrir la maladie dont M. Stimbach était atteint. Persuadez-vous bien aussi qu'un chirurgien, fût-il un Desault, ne peut être qu'un médecin vulgaire; et que, si c'est ainsi que vous opérez des cures, il ne faut pas un grand fonds de vanité à votre ancien *élève* en anatomie, pour se croire votre maître en médecine, ce dont au reste ne doute pas M. Stimbach, que je rendis à la santé en peu de temps.

19e *obs*. M. Pandevant, avocat à Orléans (Loiret), est atteint depuis des années d'une gastrite grave compliquée. Il suit le traitement de plusieurs médecins, et enfin, après avoir mis à la fois quatre médecins de Paris en consultation, et sans succès, il vole chez le docteur Andral dans l'espoir d'une guérison et il en obtient la consultation suivante.

« 1° En raison de la douleur qui existe actuellement à l'épigastre, M..... commencera par appliquer douze sangsues sur cette région 2° Après que cette application aura été faite, il prendra tous les deux jours un bain tiède dans l'eau duquel on fera dissoudre une livre d'amidon et quatre onces de bicarbonate de soude. 3° Quinze jours après que ces bains auront été commencés M...... se mettra à l'usage intérieur de l'eau de Vichy, dont il prendra deux verres le matin. Il continuera ainsi pendant quinze jours; puis à ces deux verres il en ajoutera un troisième, qu'il prendra à son dîner. Les bains alcalins et l'eau de Vichy devront être continués pendant deux mois. 4° M..... suivra un régime doux, et il mangera peu; il évitera le laitage. 5° L'été prochain, il se rendra à Vichy, dont il prendra les eaux en bains, en douches et en boissons.

» 20 novembre 1836. ANDRAL. »

M. Pandevant eut le sort de M. Licent: et si l'on compare cette dernière médication à celle de M. Broussais, il est bien évident que M. le professeur Andral, qui s'est posé en original, en Hippocrate, n'a eu d'autre malice, dans la pratique, que d'être un plat copiste et d'exciter le rire quand on le voit combiner l'amidon avec le bicarbonate de soude et prescrire les eaux de Vichy en bains, en douches et en boissons, pour guérir une gastrite. Quels sont les principes sur lesquels il se base pour agir ainsi? Hélas! il les ignore lui-même, ce qui ne l'empêchera pas de croire qu'il contribue aux progrès de la science, quand, dans ses écrits, il la travestit en chiromancie. Pour nous, au contraire, nous pensons que lorsqu'il ira rejoindre ses aïeux du XIVe siècle il ne ressemblera pas mal aux chirurgiens Dubois, Dupuytren et Marjolin, tous trois inventeurs sans pareils, et dont les deux premiers, qui sont morts, n'avaient fait que remplacer un gousset par un coffre-fort.

10e *obs*. M. Licent, traité inutilement par Broussais, se confie aux lumières de M. Marjolin, et le docteur, qui n'a pu planer en chirurgie, sera-t-il un aigle en médecine? Qu'on le juge d'après une première consultation.

« J'ai examiné monsieur, je n'ai reconnu chez lui aucune maladie organique. Les symptômes qu'il éprouve sont ceux d'une gastralgie, et je soupçonne chez lui l'existence d'un principe rhumatismal vague. Je conseille à monsieur: 1° de boire tous les jours deux ou trois petites tasses d'une infusion légère de caille-lait jaune et de fleur de tilleul peu sucrée; 2° de prendre, deux fois par semaine, un bain tiède dans lequel on fera fondre deux onces de sulfate de soude et une once de carbonate de soude. Pendant le bain, monsieur promènera sur le front et sur les tempes une éponge imbibée d'eau fraîche; si les douleurs d'estomac augmentaient, monsieur aurait recours à l'application de quelques sangsues à l'anus; 4° monsieur ne doit prendre que des aliments simples, faciles à digérer; 5° dès le commencement de l'automne, monsieur portera sur la peau des bas, un caleçon, une camisole de laine; 6° monsieur doit éviter de travailler après son dîner, et il ne surchargera pas son estomac.

» Paris, 23 juillet 1830. MARJOLIN. »

Le malade ne guérit pas. Il consulta de nouveau M. le chirurgien Marjolin; et ce chirurgien écrivit que le mal était le même pour lui, et néanmoins il traça une nouvelle consultation, que voici:

« Monsieur,

» Je pense encore aujourd'hui que votre maladie est une gastralgie, affection dans laquelle les nerfs de l'estomac sont le siége principal de la douleur.

» Je vous conseille: 1° de prendre trois fois par jour une des pilules suivantes: magister de bismuth, 1 gros; extrait thébaïq. aq., 8 grains; sirop de pavot, s. q, pour 48 pilules; 2° de continuer la tisane précédemment prescrite; d'appliquer sur le creux de l'estomac un emplâtre de quatre pouces, bordé de diachylon et préparé avec suffisante quantité d'opium brut, convenablement ramolli. On renouvellera cet emplâtre tous les quatre jours. Un régime doux est toujours nécessaire. Je pense aussi que quelques bains tièdes, pris dans l'eau de son, seraient utiles.

» *Nota*. Les pilules seront préparées à Paris.

» Paris, 21 décembre 1833. MARJOLIN. »

Et le malade guérit-il? Non, sans doute, M. Marjolin croit à la *gastralgie*, comme à l'*existence d'un principe rhumatismal vague*; et c'est pourtant un anatomiste qui écrit tout cela, et malheureusement encore en style de portier suisse. Puis croyez à l'anatomie te le qu'on l'enseigne pour préciser nos maux, et M. Marjolin vous prouvera qu'elle ne signifie rien. Ensuite quelle heureuse médication! Je voudrais bien savoir, moi, dans toute mon ignorance, depuis quand on guérit des gastralgies, des principes vagues de rhumatisme, avec du caille-lait jaune, des sangsues, du sirop de pavot, de l'opium brut, etc.

M. Majolin est-il riche en guérisons obtenues ainsi dans ce cas? Moi qui crois plus à la nature qu'aux titres, j'affirme positivement qu'il n'en possède pas une seule, et que sa consultation, comme celle de Broussais, fait mal au cœur.

Enfin M. Licent guérit par mon traitement, et m'écrit qu'il m'estime un peu plus que Broussais et Marjolin.

11e *obs.* Encore une grande preuve du grand génie médical de M. Marjolin. Madame de Dejenété, à Guyancourt, près Versailles, accusait une gastrite. Son médecin ordinaire, après l'avoir soumise aux débilitants et aux toniques sans nul succès, conseilla de s'adresser à M. Marjolin auquel il avoua que mon traitement avait fait des prodiges à Versailles. Après tant d'épreuves, arrive donc M. Marjolin naguère armé de la baguette magique de la Faculté, les sangsues, les réfrigérants; mais la baguette était déjà vermoulue par suite de nos succès, l'oracle avait vu son étoile pâlir; vite le docteur, jadis copiste de Pinel, plus tard ultrabroussaisien, se ravise encore, et il prescrit, en présence de la malade et du mari, le quassia amara, l'extrait de ratanhia associé à la magnésie, les vésicatoires volants répétés sur le creux de l'estomac, les bains à 24° de deux minutes de durée, des frictions sur le corps avec la teinture de *quina*; — peu de pain, viandes rôties, peu de légumes; purgatifs salins, sel de guindre; poudre gazeuse de Quesneville, rue du Colombier, 23; bains salés, 4 kilos par bain; sulfate de fer et citrate de fer à l'intérieur. (Paris, le 10 décembre 1840.) Le docteur de Versailles fit suivre rigoureusement cette consultation; après de longues épreuves, le mal ne fit que s'accroître, et l'on revint consulter l'oracle comme la première fois. Madame Dejenété fut soumise au traitement suivant: les médecins soussignés conseillent 1° de *faire* matin et soir, sur le creux de l'estomac, pendant cinq minutes, une friction avec une cuillerée à café de la pommade ammoniaque, un gramme; laudanum Syd., deux grammes; axonge, vingt grammes; — 2° on recouvrira la partie frictionnée avec de la flanelle; — 3° frictions sur la plante des pieds, tous les matins, avec la grosseur d'une noisette de baume nerval ou de baume oppodeldoch; — 4° tous les matins madame prendra quinze centigrammes de rhubarbe associée à cinq centigrammes d'oxyde blanc de bismuth; — 5° bains gélatineux tous les deux jours, à 28°, avec ou sans additions de sel; — 6° on essaiera aux repas l'eau de Bussan teinte de vin; — 7° point de ragoût, point de friture. — Paris, ce 28 juin 1841, signé Marjolin, etc. Madame Dejenété était plus souffrante après le premier traitement: elle se rend une seconde fois chez M. Marjolin dans l'espoir d'obtenir un nouveau traitement, et que fait le chirurgien? dans la première, il se sert de l'ammoniaque sur le creux de l'estomac, pour produire de l'irritation et déplacer la maladie; et dans la seconde, il prescrit les vésicatoires volants, qui ont le même effet. Dans la première, il ordonne le sel de guindre, qui purge, et dans la seconde, la rhubarbe, qui a la même vertu. Là il conseille le quassia amara comme tonique et ici les eaux de Bussan teintes de vin pour agir dans le même sens. La première fois, il prétend calmer par le laudanum porté sur le creux de l'estomac, et la seconde par le baume nerval appliqué sur la plante des pieds; mais l'action du remède est toujours la même. Comparez les deux consultations, vous y trouverez la preuve que le chirurgien a la tête bourrée d'une foule de remèdes qui ont la même vertu: qu'il est savant: mais cet anatomiste, *ce grand médecin, qui ne peut jamais être qu'un chirurgien de second ordre*, saisit-il la nature de la maladie? Non, sans doute, puisque madame Dejenété, qui se plaint d'un surcroît de mal, retrouve les mêmes traitements, à quelque chose près, que celui qui avait été déjà inutile. Telle est la nature des savants, ils savent tous les livres; mais quand il faut observer, approfondir, ils sont des esprits très-ordinaires; et, par la même raison, ils amalgament les choses les plus grotesques. Ainsi, si naguère l'oracle de Commercy était, dans la même maladie que celle de madame Dejenété, un amateur ardent du caille-lait, du bouillon de veau, de la diète, des saignées, des sangsues, des dérivatifs, aujourd'hui il enseigne, dans la même affection, qu'il faut recourir au rôti, pendant qu'il trouble les voies digestives par le quassia amara, les eaux gazeuses de Quesneville et les purgatifs. La sensibilité est exaspérée, et remarquez qu'il prescrit des vésicatoires, l'ammoniaque, qui l'exaspèrent encore. Il ordonne des bains gélatineux, qui détruisent l'action de ces corps, et il cherche ainsi à calmer un organe où n'existe pas le mal; tandis qu'il prodigue à l'estomac, qui est le siége de la douleur, le sel de guindre, la rhubarbe, qui le surexcitent encore. *O Dumas, à l'œil de lynx, vous qui ne voyez dans la vie qu'une combustion et qui nous placez ainsi au rang des tisons ardents; et vous, Gaultier de Claubry, qui, chez madame Bodesson mourante, prodiguiez avec tant d'art les drogues les plus actives et la recommandiez à la fois au Seigneur;* c'est sans doute vous qui inspirez le chirurgien Marjolin lorsqu'il prescrit des bains gélatineux et salés à la fois pour guérir des gastrites? Nous, esprit médiocre, nous espérons que, pour être plus grand encore, M. Marjolin se fera mathématicien, afin de se comprendre lui-même, vœu ardent que forme madame Dejenété, qui quitta cet oracle une fois sa maladie parvenue à ce degré, qu'un simple échaudé, de l'eau à peine sucrée causaient des douleurs épigastriques atroces; qu'elle était dans un profond marasme et sujette à des syncopes, pour demander nos conseils et retrouver en peu de temps la fraîcheur la plus éclatante, et avec elle une santé complète. Tel a été encore notre succès. Il irritera sans doute le chirurgien polypharmaque; mais, dans l'intérêt de l'humanité, nous le calmerons *avec la pâte et le sirop catarrhectiques, remèdes mystérieux, suivis de succès constants contre tous les catarrhes les plus rebelles, inventé par un autre génie d'un mètre 96 centimètres de longueur, le sieur Baudot, pharmacien, autre oracle, natif de la bienheureuse ville de Commercy, et approuvés en mauvais français, ainsi que bien d'autres élucubrations pharmaceutiques, par le docteur et professeur Marjolin, cet ennemi juré du charlatanisme, ainsi qu'il appert par ses consultations et ses certificats approbatifs; ses seules œuvres classiques connues.*

12e *obs.* L'étendue du génie médical du docteur Marjolin n'est pas immense, et celle de son maître, le Limousin Boyer, ne l'était pas davantage. Jugez, lecteur, par le fait qui suit:

Madame Bernier éprouva d'abord des douleurs aux seins. M. Boyer, défunt, lui donna ses conseils, et, après lui avoir fait boire cinq feuillettes de tisane et avaler 71,000 pilules de ciguë, les douleurs disparurent; mais alors arrivèrent l'horreur pour les aliments, les douleurs vives à l'épigastre, et en un mot une gastrite violente. Madame Bernier se jeta dans les bras de l'homœopathie, et cette ancienne fille du charlatanisme resta toujours innocente. Madame Bernier fit divorce avec elle et s'est laissé guérir par le traitement naturel.

13e *obs.* La position de madame Ménage était grave encore. Elle accusait des douleurs violentes au creux de l'estomac, à la tête. M. Récamier lui prescrivit les lotions froides, les viandes rôties, les tisanes toniques, et sous l'influence de cette médication, la maladie fit des progrès. Aujourd'hui madame Ménage ne croit plus qu'à la médecine naturelle, et non à celle du docteur qui, dans une première leçon au collège de France, parla comme un théologien, et ne pratique qu'en empirique la science qui guérit. M. Récamier est aujourd'hui pour moi ce qu'il était jadis, et voici ce qu'il était jadis. Je suivais ses leçons de clinique à l'Hôtel-Dieu : je prêtais une attention religieuse aux premières; je le voyais applaudi à chacune d'elles par de zélés élèves; ils paraissaient ravis de leur instruction journalière, et chaque jour c'était le même charme pour les mêmes individus; chaque jour, au contraire, je sortais doublement peiné, d'abord de ce que je n'entendais rien aux leçons du maître, et ensuite de ce que quelques-uns d'entre eux me paraissaient si bien les goûter, ce qui me donnait à penser que j'étais un faible esprit. Je fis part de ma peine à un condisciple, qui claquait avec des mains larges comme des battoirs, et il me dit : « Que vous êtes simple! comme vous, je viens à la clinique parce qu'il faut y venir; comme vous, je n'y comprends rien, mais j'applaudis comme tout le monde : ce sont des souvenirs le jour des examens. »

14e *obs*. Chez Mlle Ramelet, douleurs atroces au creux de l'estomac, digestions presque nulles, oppressions extrêmes, défaillance. Après de longues souffrances et des médications tant de fois variées et tant de fois inutiles, elle désespérait, lorsqu'elle est venue éprouver ma doctrine et retrouver la santé.

15e *obs*. Encore une autre barbarie médicale. Mme Grenneval, place de Grève, 9, atteinte aussi de la gastrite, fut soumise au traitement connu le plus sévère : on réunit la glace aux saignées générales, à des centaines de sangsues, aux vésicatoires; et, dans tous les divers traitements qu'elle subit, elle n'éprouva qu'un surcroît de mal. A l'époque où la malade me consulta, elle gardait le lit, les douleurs qu'elle ressentait au creux de l'estomac exprimaient une espèce de torsion violente intérieure, dont la diminution d'acuité était suivie dans cette région de battements affreux qui s'étendaient ensuite à la tête. Avec ces symptômes paraissait un gonflement extrême de la figure, accompagné d'une rougeur vive de cette région et d'une stupeur momentanée de l'intelligence : on aurait pu croire alors qu'elle était atteinte d'apoplexie. Ces symptômes disparaissaient à leur tour, et alors la malade éprouvait une pesanteur indicible au creux de l'estomac. Ajoutez à ces désordres des jambes chancelantes, des syncopes journalières, et vous aurez une idée de l'état désespéré de cette dame, que je guéris cependant rapidement.

16e *obs*. Retoisons encore un autre professeur de la Faculté de Paris. M. Domet, directeur de la poste aux lettres à Fontainebleau, annonçait un froid glacial, un teint presque celui du choléra-morbus, commençant; les fonctions digestives étaient presque anéanties et douloureuses, le dévoiement presque continu, les oppressions journalières, et la marche difficile à cause des étourdissements. M. Domet, désespéré, semblait être miné par une fièvre lente; le marasme était prononcé. D'abord il consulta un médecin qui lui ordonna le poisson pour toute nourriture, et l'eau de soda-water pour toute boisson. Le malade fut mourant; il renonça au docteur amateur du poisson. Un autre médecin lui prescrivit le jus de viande pour toute nourriture, les pastilles de cachou et le laudanum en lavement; ce médecin fut mal inspiré : les douleurs épigastriques et le dévoiement résistèrent. Las de souffrir, M. Domet s'adressa à M. Chomel professeur à la Faculté. Le docteur eut des inspirations rares, il prescrivit un régime lacté, des viandes blanches, des frictions et des *bains de soleil* à son malade enveloppé dans des couvertures. Ainsi M. Chomel voulait guérir, il y a peu de temps, par le régime lacté, des douleurs épigastriques et le dévoiement, qu'il traite aujourd'hui par des toniques, ce qui nous prouve le grand savoir du docteur sur la nature de nos maux. M. Chomel prescrit des *bains* de soleil. Voilà encore notre langue qui s'enrichira, grâce au docteur. Des bains de soleil pendant que le malade est dans des couvertures, ont pour but de le réchauffer; mais le docteur fut loin d'enlever le froid glacial qu'éprouvait M. Domet; le frisson, au contraire, fit des progrès; et un jour on crut le malade mort, ce que j'estime un grand malheur; car si M. Récamier tue nos maux par l'eau froide et le rôti, M. Chomel eût rendu un service plus grand encore à la chétive humanité en la sauvant par le soleil, puisque le remède était plus à la portée de tout le monde.

17e *obs*. M. Rostan se montra-t-il supérieur chez M. Lajoy, malade qui éprouvait constamment des douleurs atroces vers la région abdominale inférieure et vers la portion lombaire correspondante, dite reins, avec envies fréquentes d'aller à la selle et souvent avec dévoiement grave, pendant lequel le douleurs redoublaient? Ce malade qui ne quittait pas son lit depuis long-temps, que l'on pouvait regarder comme voué à une mort imminente, vous dira que non, et il sera encore une nouvelle preuve de ce que j'ai avancé ailleurs sur cet auteur mort-né. Ainsi, d'après ce fait et *encore d'autres que le docteur n'ignore pas, il est positif que l'heureux inventeur au* XIXe *siècle de la médecine organique* est resté au niveau brillant de ses confrères, et nous trouvons qu'il a été un peu trop vaniteux de vouloir apprendre aux autres la valeur de symptômes où il se perd lui-même; que sous le nom de *séméiotique* et de *symptomatologie* il n'a fait qu'amalgamer les erreurs les plus fastidieuses, prétendre les transformer en science quand il les arrondissait en chaos, et que son plus bel ouvrage serait de se renier lui-même. Au reste, le docteur a mis déjà ce conseil en pratique, car naguère dans un cas de catarrhe pulmonaire et de dyssenterie à la fois très-grave, il s'était travesti en demi-Brown ;

malheureusement la nature ne peut pas être à demi adorée, et là où le mal résistait toujours, j'ai obtenu une guérison prompte. Si M. Rostan écrit encore, nous aurons le plaisir de le faire représenter à deux faces, l'une approfondissant la nature du sang et l'autre lorgnant un bifteck.

18e *obs.* Mme Léger souffrait horriblement depuis longtemps de la gastrite, et le 6 novembre 1844 elle m'écrivait qu'elle était parfaitement guérie et me remerciait en même temps.

19e *Obs.* Chez Mme Faillet, douleurs vives à l'épigastre, dévoiement grave ou constipation opiniâtre, pituite, appétit nul ou fort, douleurs générales, hémorragie, bref, elle passa une partie de sa vie à varier ses maux, sans jamais les guérir. Aujourd'hui elle m'élève, m'estime, pendant que les Sangrado me maudissent; mais avec le bon Azaïs je crois aux compensations et le bien que je reçois me console du mal que l'on me fait.

20e *obs.* Mme Thymel aussi compta de nombreux jours de souffrances. Chez elle, jaunisse complète, horreur pour les aliments; pesanteurs indicibles à l'épigastre, douleurs vives dans cette région, souvent dans toute la région abdominale, maigreur profonde, tristesse accablante; elle ne croyait plus à la science telle qu'on la fait. Je l'ai rendue à la santé, qu'elle n'espérait en quelque sorte plus.

21e *obs.* Douleurs au dos et à l'épigastre, digestions toujours pénibles, voix parfois éteinte, toujours souffrant; tel fut pendant huit ans le sort de M. Dupléсy. Il suivit divers traitements sans le moindre succès. M. Chomel, aujourd'hui tout Benech après avoir été tout Broussais, lui conseilla les viandes noires, le Bordeaux, les toniques, et M. Chomel guérit-il le malade? M. Dupléсy vit de jour en jour accroître sa maladie, et perdre avec elle ses forces. Votre rôti, docteur Chomel, n'est pas toujours tonique; le nôtre a d'autres vertus, n'en déplaise au docteur qui tant de fois varie, sans doute à cause de son grand esprit Malheureusement M. Dupléсy n'aime pas ces variantes, et il vint chez nous retrouver promptement la santé.

22e *Obs.* Mme Legras fut aussi pendant des années un grand martyr de la médecine, et pendant ce temps elle ne fit qu'accuser des douleurs atroces au creux de l'estomac, des vomissements intenses, la constipation la plus opiniâtre, des oppressions presque continue, des douleurs de tête jusqu'à produire l'hébétement: chez elle le marasme existait encore. Que de médecins! que de sangsues! que de vésicatoires elle éprouva sans le moindre succès! J'ai fait cesser tant de torture en quelques heures et j'ai ramené la santé en un mois. Voilà ma vie de tous les jours, et pendant que Mme Legras me bénit, un docteur *puffiste* veux que je sois son confrère.

23e *Obs.* Mme Bouflers, vous étiez étendue dans votre lit, vos traits étaient ceux d'une mourante; vos fonctions digestives étaient enrayées; tout le corps participait à ces douleurs; vous n'espériez plus le retour à la santé, et aujourd'hui que dites-vous à qui veut vous entendre? que je suis votre sauveur? Ce langage n'est pas commun, et je le maudis parfois, car pour être grand en médecine il faut avoir fait pacte avec le diable, à cause des ennemis qu'on se crée.

24e *Obs.* Là une dame m'écrit qu'en huit jours elle se sent presque entièrement guérie de sa redoutable gastrite; ici, c'est un mari qui m'apprend que sa femme gardera toujours le souvenir du jour où elle put me rencontrer pour me consulter, à cause du bien que je lui ai fait.

25e *obs.* M. Bauban, avec un teint jaunâtre et terreux, annonçait par son seul aspect des digestions presque nulles, des douleurs vives au creux de l'estomac, un malaise général profond, et par sa physionomie, que sa santé semblait perdue pour toujours. Comme les autres malades, il consulta une foule de médecins; et que purent successivement contre ses maux, MM. Marjolin, Andral, Rostan? Hélas! ils furent impuissants; oui, impuissants, même pour les adoucir, tandis qu'en peu de semaines je le guérissais complètement.

26e *obs.* M. Drujon ne peut plus rien digérer; l'eau pure ou sucrée est même accablante; ses yeux commencent à être vitreux, la voix est mourante, la raison commence à se perdre; l'excavation profonde des joues, teint presque celui du cadavre, tout dit qu'il touche aux portes du tombeau, et son médecin n'a plus même d'espoir de ramener la santé. Dans cette position, on me consulte; quelques jours après, M. Drujon quittait son lit et retrouvait la santé en peu de semaines.

27e *obs. M. La..., médecin de quartier. M. le docteur Louis, ou la fièvre typhoïde et le virus.*

Un jour, après de rudes travaux, M. Grenier, rue Gaillon, n° 17, à Paris, revient à son domicile accusant les préludes de la fièvre. M. La....., appelé le lendemain, prononce le nom terrible de *fièvre typhoïde*, maladie appelée fièvre putride, il y a peu d'années, et *gastrite grave* il y a bien moins de temps encore M. La... se met à la besogne pour tuer la fièvre; mais le monstre devient de jour en jour plus terrible, et dans sa détresse il appelle en aide le docteur Louis. Le mal fut rebelle au génie des deux esculapes, et le trente-quatrième jour de la maladie, un ami intime du malade, qui croit sincèrement à la doctrine du médecin des cas désespérés, m'entraîne chez le moribond, le matin même où le docteur La... le regardait comme devant descendre chez les morts. Chaleur à peine mordicante, froid presque continu aux extrémités; langue aride et noire, figure d'un rouge livide, terreux, respiration haletante, soupirs fréquents et profonds, toux sèche et souvent par quintes, pouls petit et très-précipité, délire continu, prostration complète, langue tremblante, et agitation de tous les membres. Tel était le malade, dont les symptômes étaient compliqués de deux abcès : l'un à l'anus et l'autre à la cuisse gauche. Ainsi, le malade est mourant et arrivé à l'état de typhus toujours plus grave que la fièvre typhoïde.

Dans le courant de la maladie, M. Grenier avait supporté quatre saignées, vingt sangsues, la diète absolue, huit purgations, un flacon de magnésie, une soixantaine de lavements au moins, différemment composés ; deux vésicatoires, vingt-cinq bains additionnés de sel marin, des serviettes imbibées d'eau de puits appliquées sur le ventre et renouvelées de quart d'heure en quart d'heure pendant deux jours ; des compresses imbibées de même appliquées sur le front, de la glace sur l'épigastre, les sinapismes pendant toute la durée du mal, etc. — Quand M. Louis fut appelé, il approuva grandement son confrère et il insista sur l'usage des serviettes imbibées d'eau de puits, regardant ce moyen comme efficace, attendu, disait-il, qu'il le tenait d'un chirurgien de campagne ; de sorte que, selon le docteur, maintenant l'esprit médical court les champs.

Pour nous, la fièvre typhoïde est un monstre né des folies médicales, et nous fîmes cesser toute médication mise en usage. M. La.. continua ses visites comme à l'ordinaire, et le soir il trouva mieux le malade qu'il regardait le matin comme voué à une mort inévitable ; le troisième jour il est charmé de l'amélioration croissante ; le quatrième il le regarde comme convalescent ; il est ravi de ses œuvres ; et si son confrère Louis eût été présent, ils auraient dansé avec autant de grâce que Levassor dans la polka. Mais le bonheur est de courte durée. Il aperçoit sur une commode une assiette contenant les restes d'un vermicelle ; il se retourne vers la maîtresse de la maison et lui dit d'un ton de sibylle que sa belle médication a sorti le malade de la tombe, et qu'il périrait s'il était nourri. Le mari, déjà calme, entendant ce langage, s'écrie : Hélas ! j'étais mort ; on a envoyé chercher le docteur Bénech.... A ce nom de Bénech, le docteur La..., s'élance vers la porte, saute les escaliers quatre à quatre, maudit le malade et son médecin, il se sent comme poursuivi par des virus ; il passe presqu'en volant au milieu des voisins, qui l'accueillent par des éclats de rire ; franchit la rue et se précipite dans la boutique du pharmacien Caventou. Celui-ci chasse les virus à l'aide du chlorure de Labarraque, jadis renommé et maintenant méprisé ; et le docteur La.... purifié, il fut convenu qu'ils seraient tous les deux vengés, attendu que l'on ne peut guérir sans drogues, et que l'on poursuivrait le docteur Bénech comme possesseur de secrets en médecine. Voilà comme on entend la fièvre typhoïde de nos jours, et si depuis sa guérison M. Grenier regarde de travers M. La... s'il craint moins le feu que les drogues de Caventou, je lui trouve le tort d'avoir été assez simple pour croire que la médecine et la pharmacie étaient deux *bonnes sœurs* qui ont le secret de nous guérir.

28e *obs.* Grâce à nos Facultés, grâce aux principes barbares qu'elles adoptent, M. Greslé passa plus de quinze ans de son existence dans les angoisses de la gastrite. Pendant cette longue période, il ne cessa d'accuser des digestions horribles, des douleurs générales atroces, des nausées, et pendant sept ans des vomissements journaliers. Tombé dans le marasme, on eut souvent la croyance qu'il avait peu de temps à vivre. Il éprouva tout remède connu, et sa maladie n'a cessé que par notre médication.

29e *obs.* Parmi tous ces malades, Mme Cavallé, nommée plus haut, mérite surtout d'être citée. Cette malade, que je guéris pendant mon séjour à Bordeaux, était réduite à l'état le plus grave, puisqu'elle ne pouvait supporter l'eau sucrée, ses mains soutenir sa robe ; qu'elle éprouvait des syncopes violentes, et qu'elle était incommodée même par le bruit que faisait le chat de la maison en marchant près d'elle. Après avoir mis en pratique les ordonnances de médecins renommés, elle se détermina à aller aux consultations gratuites de la *Société royale de médecine*, espérant être plus heureuse après cinq à six ans de souffrances. Voici la consultation dont je conserve l'original : 1° *saignée au bras*, 2° *application de sangsues au creux de l'estomac* ; 3° *cataplasmes émollients sur cette partie* ; 4° *demi-bain chaque jour, lavements émollients* ; 5° *lait pour toute nourriture* ; *eau d'orge gommée pour boisson* (ce qui veut dire tisane) ; *flanelle sur la peau*. Elle avait déjà suivi plusieurs fois ce traitement sans succès ; mais la Société royale de médecine, que le peuple nomme *Académie*, l'ordonnait, et vite on obéit. Mais sait-on quel en fut le résultat ? un surcroît de mal. La malade ignorait, dans toute sa simplicité, qu'une académie n'étant qu'un composé de gens verbeux, mais vides de raisonnement, n'enfante pas des merveilles, et que la consultation qu'elle a délivrée serait parfaite dans son genre, si elle était signée par un homme du nom de Sangrado, et défendue *par un docteur journaliste*, diffamateur anonyme, visant à rançonner ceux qui le démasquent, cherchant *la faveur du puissant pour mieux jouer son rôle*, et qui, devant la justice, est traité comme un Basile, surnom qu'il conserve. Voilà les œuvres de l'académie bordelaise, qui est, comme on voit, aussi sage que sa sœur, l'académie de Paris, qui n'a jamais fait parler d'elle que par ses puérilités ou sa pratique désastreuse, et qui, à l'instar de sa pauvre sœur, renie les faits que l'on peut constater, et s'incline devant les coteries qui sont partout et qu'on ne trouve nulle part. Enfin Mme Cavallé guérit, ainsi que je l'ai dit plus haut, et fut plus heureuse que Mme L..., qui, reprochant à son médecin de laisser augmenter sa maladie, obtint, pour toute consolation, la réponse suivante : *Madame, à 58 ans, on ne peut pas toujours vivre.*

30e *obs.* En 1827, le docteur Bouillaud grimaçait les prétentions de passer en médecine pour un *magicien*, un *sorcier*, un *oracle enfin*, et il bornait l'époque de sa brillante apparition à celle où mourrait l'ultra-Sangrado du jour. Pour obtenir cette magie il inventa la saignée jugulante afin d'aller plus vite en besogne que son maître, et, comme ce dernier, il fouilla à force dans les morts pour reconnaître des maladies qui n'existaient plus. Le génie futur calculait de loin ; mais prenait-il la bonne route ? jugeons-le d'après les faits. M.

Aubert, jardinier à Vitry, près Choisi-le-Roy, accusait depuis longtemps des douleurs au creux de l'estomac, surtout vers le milieu du ventre, les digestions étaient difficiles et douloureuses; à force de souffrir il arrivait au marasme, et avec ces symptômes existaient une foule de signes, avant-coureurs de la mort. Il consulta plusieurs médecins, et toujours sans succès. Enfin il s'adressa au docteur Bouillaud, qui le soumit d'abord aux débilitants et aux dérivatifs. Le malade quitta son docteur en conservant à quelque chose près son état primitif. Plus tard, les douleurs redoublèrent, et, toujours influencé par des conseils, il retourna vers le docteur Bouillaud qui le soumit alors aux soupes grasses, au rôti et en un mot aux toniques. Quelques semaines après le malade était bien plus souffrant. Jadis, le docteur Bouillaud ne dansait en médecine que sur une corde; alors il se croyait un habile sauteur; maintenant pour conserver son équilibre il danse sur deux câbles. Néanmoins, il paraît que son équilibre n'est pas complet. Le malade quitta Paris, emportant de tristes souvenirs des viandes blanches, des bains de son, des vésicatoires volants, des calmants, de la soupe grasse, des rôtis, du vin vieux de Bordeaux, et de toute la macédoine médicale du docteur. Le malade était démoralisé; il s'imaginait que, désormais, il était incurable. Une payse que j'avais guérie et qui connaissait jusqu'à un *centimètre près l'étendue du grand savoir d'un professeur de la Faculté*, le consola. Le pauvre Aubert vint alors me consulter; il se présenta chez moi avec les traits d'un déterré, et un mois après il revenait avec le teint fleuri de la santé. D'après ce fait, il appert qu'en sortant de chez le docteur Bouillaud on est Jean qui pleure, tandis qu'en sortant de chez nous on est Jean qui rit. Tel est le sorcier, le magicien, l'oracle enfin qui visait loin en se *montrant plus extrême que l'extrême même*; mais le jour où son maître mourut étouffé par le sang des victimes des sangsues, la lancette jugulante se couvrit de rouille et, depuis, le docteur Bouillaud est au député d'Angoulême ce qu'le député est au professeur de la Faculté, ils sont tous deux paralytiques gisant dans des ornières au lieu de monter au galop la route escarpée de l'immortalité que gravit seul le génie qui étreint les erreurs funestes au genre humain.

31ᵉ *obs.* M. Consolat, maire de la ville de Marseille, souffrait de la gastrite depuis des années. Dégoût extrême pour les aliments, mastication très-lente et très-difficile, douleurs au creux de l'estomac, renvois, gargouillements, coliques, état voisin de la maigreur, teint terreux, etc.; telle est l'idée que je crois devoir donner de ce malade à l'époque où il me consulta, dans le courant de l'hiver 1843. Ce malade, comme tous les malades cités, avait tout éprouvé pour se guérir de sa maladie, et toujours sans le moindre succès. Malgré la gravité du mal, M. Consolat sentit bientôt une grande amélioration, et en peu de mois il retrouva une belle santé. Ainsi, à Marseille, la médecine est comme à Lyon, à Rouen, à Paris, elle est ou imparfaite, ou monstrueuse; et soutenir le contraire, n'est ce pas nier le jour en plein midi?

32ᵉ *obs.* M. Daret touchait aussi à la dernière période du mal : ses digestions étaient des plus difficiles et ses souffrances atroces. Il se soumit d'abord à la médecine ordinaire, et cette médecine fut pour lui un surcroît de cause de mal. A cette époque, le docteur Achille Hoffman guérissait à l'aide de l'électricité tous nos maux, voire même les caries, les ankyloses et les cancers. Malgré sa puissante machine médicale, le docteur fit divorce avec elle pour épouser l'homœopathie. M. Daret fut homœopathisé, et sa gastrite fit encore des progrès. Enfin, le malade se soumit au traitement naturel : il guérit; et depuis il maudit la médecine broussaisienne, et il rit de l'électricité et de l'homœopathie.

33ᵉ *obs.* Nous avons partout opéré des cures, parce que partout on est dans l'erreur sur la gastrite. En voici une preuve encore.

Angers, le 24 octobre 1844.

« Monsieur Bénech,

» J'ai fini hier mon traitement; que de reconnaissance je vous dois de me l'avoir enseigné! En un mois il m'a rendue à la santé dont j'étais privée depuis si longtemps. C'est à ne pas croire le changement qui s'est opéré en moi depuis que j'ai eu l'avantage de vous consulter. Aussi combien vous suis je reconnaissante! je ne cesse de vous citer à toutes les personnes que je sais être malades. Que ne puis-je vous dire de bouche toute ma reconnaissance, et j'ose croire que je saurais mieux l'exprimer! — Agréez, Monsieur, l'assurance de ma profonde considération. F. GAUTIER. »

34ᵉ *obs.* Madame Maréchal était très-malade. Chez elle l'oppression et la difficulté de digérer étaient extrêmes, et le 5 février 1845 elle m'écrivait : « Il ne me reste plus, mon cher monsieur, qu'à vous renouveler mes remercîments, pour tout le bien que vous m'avez fait en me rendant la santé. »

35ᵉ *obs.* M. Dieusy, dont il sera question à l'article *Paralysie*, rue Sotteville, 19, à Rouen, après m'avoir fait part de son heureux retour à la santé, et demandé quelques conseils, termine sa lettre comme il suit: « Ma bonne, que vous avez rendue à la santé, en conserve un souvenir plein de reconnaissance. Elle est si contente de vaquer librement à son travail après en avoir été empêchée si long-temps par tant et de si cruelles douleurs que vous avez fait disparaître comme par enchantement, qu'elle se mêle à toutes les conversations où il est question de M. Benech, ce qui, chez nous, arrive souvent, et s'écrie : « Je ne connais qu'un médecin en France. M. Bénech; au-dessus de lui, il n'y a que Dieu! »

36e *obs*. Mme Tassaert accusait depuis huit ans des digestions laborieuses, et une pesanteur continue au creux de l'estomac, que la moindre quantité d'aliments augmentait encore : la malade n'osait rien avaler dans la crainte d'aggraver ce symptôme. Elle employa toutes les médications connues, depuis la niaise pastille de Vichy jusqu'à la drogue Leroi, qui la plaça sur les bords de la tombe; et aujourd'hui Mme Tassaert a repris une santé ordinaire, grâce au traitement naturel.

37e *obs*. J'ai rencontré plusieurs malades chez lesquels la gastrite simulait une maladie du foie, surtout chez Mme la marquise de ....., à Paris. Cette affection très-grave durait depuis dix ans. On avait suivi le traitement de plusieurs médecins, tels que MM. Marjolin, Chomel, sans que l'on pût arrêter les progrès du mal. On suivit aussi les conseils de M. Trousseau, professeur à la Faculté de médecine de Paris; mais le prôneur de la dothinentérite, le professeur d'idées creuses en thérapeutique, fut ici juste au niveau de ses *brillants* confrères, un médecin des plus vulgaires. Le mal s'aggrava, et si de grandes renommées avaient une supériorité réelle, j'aurais reculé dans ce cas-ci, une fois appelé, surtout à cause de l'intensité de la maladie; mais nous sommes convaincu du contraire, et si, dans un concours où nous ne faisions que des « semblants d'obéissance » à la Faculté de médecine, devenue alors tyrannique sous la férule de d'Hermopolis, nous avons été repoussé, depuis nous avons enfoncé à notre tour les Récamier, les Esquirol, les Landré-Beauvais, les Fouquier, les Jadiou, etc., qui étaient nos juges; et puis encore les Bouillaud, les Piorry, les Trousseau, etc., qui étaient nos concurrents. C'est cette conviction qui nous conduit sur le terrain de la douleur; c'est elle qui nous a procuré une belle cure de plus; et certes, si des succès faisaient sauter des perruques, il y a long-temps qu'on ne trouverait plus que des têtes chauves et des barbes nues chez les professeurs de la Faculté de médecine à Paris.

39e *obs*. Lecteur, si l'on mesurait nos maux, Mme Valiène en aurait marqué aussi les degrés les plus élevés. Atteinte d'une gastrite, elle appela successivement plusieurs médecins sans pouvoir arrêter les progrès du mal. Elle crut mieux faire en appelant M. Chomel, qui prescrivit « l'infusion de quassia amara, l'eau de Sedlitz, les glaces à la vanille, les poudres de Colombo, de cannelle, l'extrait de quina, les viandes rôties, le vin, etc. Paris, le 11 décembre 1839. » — La maladie, loin de diminuer, fit d'immenses progrès, et alors je fus consulté. Des joues caves, un teint profondément terreux, et ce regard qui exprime la vie qui s'éteint, me frappèrent d'abord. Examinée ensuite, elle accusait le dégoût le plus prononcé pour les aliments, les digestions les plus douloureuses, la constipation la plus opiniâtre, des oppressions accablantes, des douleurs de tête vives; la gastrite retentissait dans toutes les fibres. La malade ne quittait plus son lit, où elle espérait la mort comme un bien : et ce fait n'a rien qui étonne; car depuis quand calme-t-on les douleurs épigastriques, détruit-on les difficultés de digérer avec les poudres de Colombo et de cannelle, les infusions de quassia amara, le quina et les viandes noires? C'est un savoir tout nouveau pour nous; mais ce que nous n'ignorons pas, c'est que la pharmacopée de M. Chomel, ne lui déplaise, est si empirique, qu'elle efface tout ce qu'on a pu écrire dans ce genre jusqu'à nos jours, soit dans les dégoûtants formulaires, soit dans les prétendus remèdes secrets des charlatans. Comme ses confrères en Faculté, M. Chomel varie, et si naguère il ne fut pas heureux en pratique chez M. Domet avec les rafraîchissants et les bains de soleil, il éprouve le même revers dans le même cas en cherchant en Amérique un remède contre une maladie qui est en France. Ainsi, après avoir adoré Brown le systématique, renié ce maître pour élever Broussais, dont la renommée fut l'opprobre de la raison, M. Chomel revient à ses premières amours. Nous, toujours fidèle au même drapeau, fixant toujours nos regards sur son étoile, adorant toujours la nature, nous avons ramené à la vie Mme Valiène défaillante, et plus tard à la santé, après tant de difficultés vaincues. Aujourd'hui, si elle vit, si elle est heureuse, elle regarde tout ce bien comme mon ouvrage, elle m'applaudit, et le rang qu'elle me donne est le seul que j'envie.

40e *obs*. Le génie médical est encore très-admirable chez madame Clery, et en voici la preuve. Cette dame accusait des douleurs épigastriques et des coliques atroces journalières, des douleurs de reins continues, des hémorrhoïdes intenses et un développement voisin de la dysenterie. Elle s'adressa au pontife médical du jour, à l'homme qui a mesuré jusqu'à quel point l'homme peut vivre avec la plus faible quantité de sang, à M. le sublime Broussais, que les sots ou les enthousiastes ont tant élevé, et que la masse des morts et des mourants a tant aplati. Le docteur ne vit ici que ce qu'il voyait partout, une phlegmasie. Dès lors, les sangsues, les végétaux à force, de la viande blanche à peine, de l'eau gommée, d'abord par tasse, un quart d'heure après de l'eau pure, avec addition de deux gouttes de calmant, des bains narcotiques à l'aide du pavot, puis des bains de rivière, etc., furent prescrits. Telle fut la médication du docteur Broussais, et l'état de madame Cléry empira rapidement. Tel fut ce vaste génie, cent fois plus funeste à ce pauvre genre humain que les Tamerlan, les Bonaparte et autres fous, qui ne pèsent sur le monde que pour le ravager. Après deux ans d'épreuves, madame Cléry abandonna l'ultra-Sangrado de l'époque pour se précipiter dans les bras débiles de M. Fouquier. Ce professeur fit le Broussais au petit pied. Madame Cléry fut plus malade, et fit ses adieux à son nouveau docteur, qui, après avoir été brownien, était devenu un broussaisien parfait. Dans son état désespéré, madame de Cléry s'adressa au génie médical de la Germanie, prédit même dans l'Evangile selon ses apôtres, mais que Dieu a fait paraître trop tard par un secret à lui connu. Elle souriait d'avance à l'idée qu'elle allait retrouver la santé; mais le docteur prédit si longtemps avant de naître n'eut pas une vertu divine, et les globules d'Hahnemann, ses bouillons gras, etc., etc., vinrent anéantir les forces de la malade. Ce docteur fut ici, comme chez une foule de malades, un pauvre homme; et après six mois d'épreuves homœopathiques, la malade abandonna le génie prédit. Voilà les progrès du siècle en médecine; il a montré jusqu'à quel point l'espèce humaine a de goût pour les systèmes qui tuent le mieux, et pour ceux qui présentent les idées les plus absurdes. Madame Cléry se ravisa enfin, elle me consulta et guérit.

41e *obs.* M. Duflot est arrivé au plus haut période de la gastrite; les vomissements sont journaliers, les nausées continues, l'oppression extrême, toute parole est impossible, étendu dans son lit, ses traits sont ceux qui précèdent en quelque sorte la mort. Dans son désespoir la famille appelle en consultation le professeur Fouquier. Ce docteur multiplie ses visites, la maladie s'aggrave, et enfin je suis appelé quand le malade était dans l'état que je viens de décrire. A peine entré, le malade retrouva la parole en cinq minutes, il était beaucoup mieux en quelques heures et guéri en quatre jours. Puis il faut m'incliner devant le premier médecin du roi, sinon nous sommes un *puffiste*, un *diffamateur*, tandis qu'en bonne logique, ce serait à ce médecin à s'incliner un tantinet devant nous, et s'il sentait la supériorité de son savoir, il ne devrait pas craindre de demander un concours basé sur des faits, afin qu'en choisissant ses médecins la royauté eût toujours la main heureuse.

42e *obs.* Mme Doremieu était dans un état entièrement désespéré. Chez elle, les extrémités supérieures étaient froides, le pouls petit; l'estomac, très-douloureux, ne pouvait supporter que des sorbets à la glace; toute intelligence était très-affaiblie, les yeux sensiblement vitreux, et l'on ne soutenait les forces de la mourante que par des lavements très-nourrissants. Au moment où j'entrais, MM. les docteurs Lestiboudois et Chamberet venaient de sortir, et avaient déclaré à M. Doremieux qu'il ne restait plus d'espoir. Malgré ces docies, mon courage ne m'abandonna pas. Depuis long-temps je sais que la science de la douleur est des plus vacillantes, telle qu'on l'a faite, et grâce à cette conviction, ma mourante était sensiblement mieux en moins de 50 minutes; et quelques jours après, rendue à sa charmante famille et à ses nombreux amis, elle publiait mes louanges avec cette grâce et cet esprit qui encouragent tant dans ma carrière, où les Basile qui l'exploitent et les sots qui l'inondent forment des barrières que je n'ai pu briser qu'en les environnant de masses de victimes arrachées à la mort.

43e *obs.* Encore une maladie de foie qui n'en est pas une.

Chez M. Bernard, professeur d'escrime, la maladie est encore des plus graves, et tous les médecins la confondent avec une phlegmasie du foie. Or, quels étaient les symptômes principaux? Le malade accusait du dégoût pour les aliments, une barre vers la région épigastrique, des vomissements fréquents et graves, une forte oppression et une douleur vive partant du côté droit du tronc, deux pouces en dehors du creux de l'estomac, et s'étendant ensuite, en suivant le bas du côté, derrière l'abdomen. Cette douleur et un teint presque ictérique faisaient croire à la complication dont je viens de parler, et les médecins ne la considéraient pas autrement. Saignées, sangsues, diètes, bains, cataplasmes émollients, purgatifs réitérés, le malade supporta une foule de médications diverses, et quand on désespéra, je devins alors son médecin. Le mal ne fut pas jugé tel qu'on l'avait cru; l'hypochondrie me parut encore ici très-développée, et le traitement naturel en fit justice en deux mois environ. Mais, pourquoi cette durée si grande ici et si courte ailleurs, quand le mal paraît également le même à quelques nuances près? C'est que les prédispositions organiques ne sont pas les mêmes, ce qui fait aussi qu'une fois guéri, on peut aussi, quoique rarement, éprouver plus facilement les symptômes de sa maladie, si l'on ne met en pratique les moyens qui doivent entretenir la santé.

44e *obs.* Mme Adeline était arrivée à ce point qu'elle ne pouvait plus même supporter de l'eau sucrée. Ses douleurs violentes s'accrurent avec l'homœopathie, et disparurent par le traitement naturel.

45e *obs.* Jusqu'ici une faculté avait été considérée comme un centre de savoir, où l'homme souffrant pouvait espérer trouver les plus grandes lumières contre ses maux; mais il n'en est rien, absolument rien. Je vais ajouter un nouveau fait à tant d'autres pour justifier cette vérité. M. Leclaire éprouva aussi les tortures de la gastrite pendant des années; il se livra successivement aux *lumières des hommes éminents dans la science*, M. Leclaire vit-il ses maux diminuer? Au contraire, ils ne firent que s'accroître. Puis inclinez-vous devant les illustrations médicales, élevez-les, et M. Leclaire, homme fait pour honorer la vérité, vous dira que lorsqu'on juge les hommes autrement que d'après leurs actions, on doit s'attendre à trouver de grands mécomptes. Nous, nous avons été plus heureux; dans un mois, le succès n'était pas douteux, et depuis M. Leclaire est notre apôtre.

46e *obs.* M. Maréchal (d'Arc en Barrois) était dans une triste position depuis des années; c'était un vrai portrait de squelette couleur de feuilles d'automne, et par conséquent sur la route qui conduit dans l'autre monde. Il resta à Paris pendant quelque temps pour mieux suivre mon traitement, partit presque avec une bonne santé, et quelques semaines après, il m'écrivait de son pays: « Je ne souffre pas, j'ai le teint bon, je suis bien moins maigre, et en somme, je suis content de moi et surtout de vous. » Un an plus tard, en se rappelant à mes souvenirs, il m'écrivait encore qu'il était aussi bien portant que dans sa jeunesse.

47e *obs.* Mme Courvoisier, rue Laffitte, à Paris, passe quinze années de sa vie dans les souffrances les plus cruelles. M. Marjolin fut d'abord son premier esculape. Il lui prescrivit les viandes blanches, les bains, la décoction de saponaire, le bouillon de veau, et les sangsues. L'oracle de Commercy essaya son génie pendant des années, et le mal fut plus fort que son génie. La malade consulta M. Cloquet. Celui-ci prescrivit les calmants, et le mal résista encore. Enfin bénissons la Providence qui inspira à M. Husson de conseiller à la malade de se repasser le ventre avec un fer chaud à repasser. Voilà le sublime médical de nos jours. Mme Courvoisier s'avisa de chercher la santé chez nous; et les voisins, tous gens d'esprit, se courroucèrent de ce qu'elle renonçait au bouillon de veau, à la saponaire, aux sangsues, à l'opium et aux fers à repasser. Les moutons de Panurge existeront toujours.

48e *obs.* M. Rolland devait plus qu'un autre désespérer de la vie: qu'on s'imagine un être au teint profondément terreux, dont les voies digestives ne peuvent rien supporter sans éprouver des douleurs cruelles, que l'oppression accable, qui ne peut se tenir assis sur son lit, qui est sujet à des défaillances, et l'on aura une idée de sa position, que j'améliorai en peu de jours, et que je guéris en peu de temps.

49e *obs.* M. Maurille Guionard, malade depuis deux ans, accusait de l'horreur pour les aliments, des douleurs violentes à l'estomac, une diarrhée continue, un engorgement des jambes, des idées disparates et le marasme le plus complet. Les médecins de la contrée l'abandonnèrent après maints traitements, en le regardant comme fou et incurable à la fois. Consulté, en quelques jours il était mieux; trois mois après il jouissait d'une santé complète; et sa mère m'écrivait que si elle pouvait elle me transporterait dans le paradis.

50e *obs.* Nous avons écrit plus haut que l'on confondait les maladies de foie avec celles de l'estomac, et voyons si dans le cas suivant MM. Marjolin et Auvity sont en progrès.

M. Garnier, fabricant d'orfévrerie, quai des Orfèvres, n° 44, à Paris, accusait depuis long-temps un appétit capricieux, souvent nul, des pesanteurs à l'épigastre, des douleurs dans cette région et vers l'épaule droite, des nausées, parfois des vomissements, et souvent encore des symptômes violents, qui, sous le nom de crises, le plaçaient sur les bords de la tombe. Saignées, sangsues, bains de huit heures entières, sinapismes, on met tout en usage. Les docteurs Marjolin et Auvity sont tous deux d'accord que M. Garnier est atteint de coliques hépatiques, néphrétiques, et de calculs biliaires.

Je viens de dire quels ont été les moyens curatifs mis en usage; le malade était déjà très-faible, et le 4 octobre 1844, les médecins firent la consultation que voici, et que je transcris mot à mot:

« Les soussignés conseillent:

» 1° Des bains emmollients de six à huit heures et à 28 degrés *Réaum.*; 2° des boissons adoucissantes; 3° un emplâtre de belladone de quatre pouces de diamètre, autant de diachylum *gommé*; 3° quatre pilules d'extrait de belladone d'un demi grain tous les jours. Bouillon de poulet pour aliment; lavements *emmollients*. MARJOLIN. »

Telle est cette consultation où l'on ne trouve qu'une signature, tandis que son début en annonce plusieurs. Quel succès obtient-on? Aucun. Dès lors le malade nous consulte et nous sommes appelé au moment du redoublement des douleurs qu'il appelle crises. Voici quelle était sa position. Assis sur un fauteuil près du feu, à sept heures du soir, dans le courant d'octobre 1844, il accusait des douleurs violentes à l'épigastre, à l'abdomen et derrière l'épaule droite, des nausées, une oppression très-forte, une respiration courte et précipitée et l'état convulsif des muscles de l'abdomen; les extrémités étaient froides, la pâleur générale, et une sueur froide abondante ruisselait du *facies*, dont les traits peignaient la stupeur. Le malade n'osait ni parler, ni se remuer sans craindre d'amener la mort, qu'il croyait imminente.

Tels étaient les symptômes; et parce que des douleurs se faisaient sentir à l'abdomen, fallait-il admettre que M. Garnier était atteint d'hépatite, de néphrite et de calculs biliaires? Certes on trouve tous ces symptômes dans une autre maladie: au besoin j'en donnerais des preuves évidentes. Puis, pour connaître nos maux, fiez-vous aux profonds anatomistes dont tout le génie est de réciter les œuvres d'autrui, et, si chez eux vous croyez trouver plus de savoir, vous vous tromperez; car vous saurez que de nos jours les anatomistes, et dans cette catégorie je comprends en masse toute la Faculté, laissent à la porte du malade leur savoir anatomique pour ne mettre en pratique qu'un empirisme grossier qui est positivement le frère du charlatanisme. D'un autre côté, la belladone est un véritable poison, les saignées détruisent promptement la vie, et dans le cas présent, les organes souffrants demandaient-ils qu'à l'aide de ce poison ou des saignées on détruisît leurs douleurs? On ne retrouve pas ce langage dans leur expression, et c'est encore une preuve de plus que l'on traite empiriquement. MM. Marjolin et Auvity ressemblent au docteur Piorry, ou aux amateurs de stéthoscope, ou du plessimètre, ils prennent l'expression d'un même son, dû à des causes différentes, pour l'expression des mêmes symptômes. Bref ils systématisent comme tous les autres médecins sortis de l'école de Broussais. Mais est-ce là une supériorité en médecine? Non; elle ne peut être que chez celui qui approfondit l'expression des organes: celui-là seul est sans rival. Mille et mille faits disent cette vérité, que redit encore M. Garnier. Il souffrait depuis long-temps, ses crises se rapprochaient de plus en plus; elles duraient des journées entières, avec elles la mort devenait imminente; toute médication n'avait jamais été favorable, tout semblait désespéré, cependant il n'en était rien; j'arrivé chez lui à six heures du soir, trois quarts d'heure après il ne souffrait plus, et me tendant la main, il me dit que j'étais divin. Voilà mes œuvres, docteurs Marjolin et Auvity; elles seront loin d'être merveilleuses, fériques même pour vous; mais peu importe, je les crois assez complètes pour me placer en avant, et vous laisser en arrière.

57e *obs.* Mme Savreau souffrit aussi douze ans, et consulta, dit-elle, successivement la moitié des médecins de Paris pour se débarrasser de douleurs vives épigastriques aussitôt qu'elle prenait de la nourriture. Jamais elle ne put même calmer ses maux. Le fameux Antoine Dubois lui conseilla l'eau de Seltz après les repas, et ce fameux chirurgien ne fut ici qu'un pauvre esculape, comme chez M. Menar, à Blaye. La malade s'adressa aussi à un autre chirurgien plus fameux encore, M. Dupuytren. Celui-ci prescrivit les laitages, les viandes blanches, les limonades. Mme Savreau conserva néanmoins ses douleurs, parce qu'il est écrit dans le ciel qu'un chirurgien ne peut rien comprendre à la médecine. Enfin, Mme Savreau retrouva bientôt la santé dans la pratique de nos principes, et si je m'honore de ce succès, ce sera un crime de plus que j'aurai commis; et à cela il n'y a rien à répondre, sinon qu'un médecin dont on répare les revers, et qui nous calomnie, a sur la prunelle un emplâtre de poix de Bourgogne.

58e *obs.* La ville de Limoges a donné à la Faculté de Paris un professeur, M. Cruveilhier; cependant les médecins de Limoges guérissent-ils mieux que les autres? pas le moins du monde: ce que prouve Mme. . . . dont l'état était désespéré, et que j'ai néanmoins guérie, ce qui est cause que son mari m'a écrit:

« Je ne saurais jamais louer assez votre personne ainsi que vos talents, qui ont étonné toutes les personnes qui ont connu ma femme avant de prendre vos remèdes. »

59e *obs.* Lecteur, le fait qui suit mérite encore votre attention. M. Fleury souffrait depuis quinze ans, et depuis ce temps il accusait des vomissements journaliers, des douleurs vives au creux de l'estomac, des renvois presque continus, un teint presque terreux, un marasme profond. A la longue, toute digestion était presque impossible; et, à force d'avoir cherché inutilement la santé, il désespérait de la vie: le mal était extrême. Dans cette longue période de souffrance, le mal devenant plus grave de jour en jour, après de longues épreuves, le malade abandonna les globules homœopathiques, la côtelette et le Bordeaux de M. Pétroz, comme il avait renoncé aux pavots, au sirop de tridace de M. Fouquier. Maintenant, dirai-je que j'ai été plus heureux; qu'à l'aide de mes prescriptions j'ai fait cesser les vomissements en vingt-quatre heures et que j'ai ramené la santé en peu de semaines? Je pense que ce récit est inutile; car, en considérant la marche que je suis et celle des autres médecins, j'estime que les succès sont notre partage.

60e *obs.* J'ai écrit, dès le début de ce chapitre, que la gastrite donnait lieu aux maladies les plus dangereuses, et j'ajoute que s'il n'est pas rare encore qu'elle donne naissance aux humeurs froides ou à la chute des cheveux, elle est cause aussi que parfois ces derniers se modifient dans leur structure. Voici ce que m'écrit un monsieur en me parlant d'une consultation que sa dame m'avait demandée, malade dans un état désespéré et qui, aujourd'hui, me bénit.

« Elle a oublié de vous faire part d'une chose bizarre qui lui est survenue. Ses cheveux n'ont pas allongé, pour ainsi dire, depuis quelques années; mais du poil follet qu'elle avait aux bras s'est extraordinairement développé, sans rien perdre de sa finesse, et il a atteint une longueur d'au moins deux pouces. Elle eût bien désiré le faire tomber, si elle n'eût pas craint que les cosmétiques que l'on indique pour cet usage ne fussent dangereux. Le poil des jambes a pris aussi de l'accroissement, mais moins. Quelques boutons qui sont survenus à la figure ont laissé à la peau une grosseur qui s'est couverte d'une espèce de barbe. Enfin, le duvet de la poitrine est un peu plus long. »

61e *obs.* M. Marlet éprouve à l'épigastre les douleurs les plus vives: son teint est devenu couleur jaune-paille, le marasme est à son plus haut période; avec ces symptômes, existent des vomissements journaliers. Il souffre depuis 1824. Il a écouté tour à tour les conseils des médecins les plus renommés et des empiriques, il a toujours vu son mal s'aggraver; et lorsqu'il est réduit à garder le lit ou sa chambre, j'arrête les vomissements en vingt-quatre heures, et je ramène la santé en deux semaines.

62e *obs*. M. Gombert était souffrant aussi : son facies était presque celui du cadavre ; à peine s'il pouvait se tenir debout. Ce malade éprouvait de l'horreur pour la nourriture, et dix à douze fois par jour des vomissements, soit qu'il fit usage de potages et de viandes légères ou noires, d'eau sucrée et d'eau rougie ou de vin pur, et de tisane adoucissante ou amère. Il mit tout en pratique, sans le moindre succès, depuis la médecine ordinaire jusqu'au sucre Mexico, et il vit toujours son mal s'accroître. Je le guéris rapidement.

63e *obs*. Mme Chaise ne devait pas espérer de retrouver la santé : l'estomac semblait entièrement enrayé ; les digestions étaient par conséquent nulles en quelque sorte, et toujours douloureuses ; l'oppression extrême ; le cœur semblait succomber sous l'affluence du sang ; les étourdissements étaient voisins de la paralysie ; un teint jaunâtre et l'impossibilité de pouvoir faire quelques pas, tout dénotait un état avant-coureur de la mort, et bientôt elle retrouvait dans le traitement naturel la santé si inutilement cherchée dans les autres médications.

64e *obs*. Mme Larpenteur était aussi dans le plus triste état quand elle me consulta la première fois en 1842. Elle me parut d'abord dans un état désespéré par suite de sa gastrite. Que faire quand toute médication connue est épuisée? Elle demanda des conseils à un médecin habile de Melun et à un pharmacien de Fontainebleau, et tous les deux lui conseillèrent de s'adresser à moi. Madame Larpenteur vit aujourd'hui, elle jouit de la santé : c'est à des hommes aussi consciencieux qu'elle doit le bonheur que je lui ai rendu ; et croyez-vous que si elle s'était adressée aux sommités médicales parisiennes on lui eût tenu ce langage? jamais : leur devise est qu'il vaut mieux qu'une mère de famille, qu'un artisan honorable sous mille rapports meure entre leurs mains, plutôt que de lui indiquer la main qui l'arracherait à la mort.

65e *obs*. Chez madame Bretel, les douleurs étaient accablantes et ne se calmaient que par des vomissements de glaires et quelquefois des aliments. La tête aussi participait à tant de maux, qui résistèrent si long-temps aux médications ordinaires, et furent promptement détruits par notre traitement.

66e *obs*. M. Lauthiome se trouvait aussi dans l'état de M. Marlet : les médecins de Lyon ne furent pas heureux contre cette maladie, parce que partout la médecine n'est qu'un empirisme aveugle ; et si aujourd'hui M. Lauthiome a retrouvé la santé, nous, nous augmentons nos ennemis, parce que le mal dans le monde se trouve toujours à côté du bien.

67e *obs*. Chez Mme Caron la vie était profondément altérée, et à de l'aversion pour les aliments se réunissaient quatre à cinq vomissements par jour de glaires abondants. Mme Caron était dans un état absolument désespéré et elle a retrouvé la santé après des années de douleurs.

68e *obs*. L'état de Mme veuve Dumont à Cluny (Saône-et-Loire) était complétement désespéré aussi. Elle m'a écrit, le 8 janvier 1843, les lignes suivantes :

« Je ne puis cesser votre traitement sans vous faire part du bien que j'en éprouve, et vous prier en même temps d'agréer les sentiments de ma vive reconnaissance. Ma santé est parfaitement rétablie. Après neuf ans de souffrances, sans espérance de guérison, je me vois tout à coup rappelée à la vie ; et c'est à vous, monsieur, que je le dois. Que ne vous devra pas aussi mon enfant, à qui vous avez rendu sa mère, son seul appui ! Sans vous, la pauvre petite restait orpheline, puisque déjà elle avait eu le malheur de perdre son père ! Recevez, » etc.

Si plus d'une fois l'amour maternel me jeta des couronnes, l'enfant dont il tient la main incertaine se plut aussi à imiter sa mère, et la petite Clotilde Dumont nous trace quelques mots : « Sans vous je n'orez plus de maman et » sorez r sté orfeline. Je pri le bon » Dieu tous les jours de vous conser- » vez bien des annéez, bien des années, » pour que vous guériré des maman » au petite orfeline comme moi. Je » vous oré presen ma mémoire toutes » ma vie, » etc.

Puis quand la philosophie m'honore, quand la reconnaissance est si vive ; quand l'amour maternel me bénit ; lorsque l'enfant mêle ses prières aux siennes, et que je compte autour de moi tant de victimes mourantes rendues à la vie et au bonheur, n'ai-je donc pas le droit de jeter un regard de dédain sur des ennemis dont on me parle toujours, qui toujours agissent dans l'ombre, et qui, en plein jour, restent invisibles comme les oiseaux de nuit?

69e *obs*. Les chirurgiens sont partout les mêmes, et ajoutons aux preuves déjà données sur ce sujet. Mlle Sénéchal, rue du Puits-de-la-Moutée, 22, à Sotteville, près Rouen, éprouvait aussi depuis sept ans les symptômes de la gastrite. Son état était si grave qu'elle ne pouvait même pas supporter le lait, l'eau sucrée, sans éprouver de violentes douleurs à l'épigastre. Elle fut soumise à la diète, aux saignées, aux sangsues tous les huit jours pendant long-temps, aux purgatifs réitérés, aux bains, et jamais elle ne put obtenir de l'amélioration. Elle s'adressa successivement à plusieurs médecins; l'un d'eux la traita pendant cinq mois, et n'arrivant à aucun succès, finit par lui dire qu'elle était *malade imaginaire :* ainsi quand on ne peut digérer même l'eau sucrée, sans éprouver de douleurs, si le cœur bat avec violence, si les étourdissements sont extrêmes, vous saurez, lecteur, qu'on n'éprouve tous ces symptômes que parce qu'on s'imagine qu'on les éprouve. La trop malheureuse patiente consulta aussi le *grand Flaubert* devant lequel je m'inclinerais, si je le pouvais, de toute la hauteur des tours de Notre-Dame de Rouen, tant je suis plein de son génie. Après avoir bien examiné Mlle Sénéchal, il assura que, pour guérir, *il fallait s'imaginer qu'elle n'était pas malade.* Il faut convenir qu'après avoir conseillé à M. Anselme de fréquenter *des amis choisis* pour le débarrasser de son hypocondrie, et à Mlle Sénéchal de *s'imaginer, pour guérir, qu'elle n'était pas malade,* je ne suis que vrai en donnant le titre de *grand* à M. Flaubert. Malheureusement la malade ne peut s'imaginer qu'elle digérerait bien quand les digestions étaient douloureuses, et ses souffrances persévèrent. Nous qui pensons que nul ne peut, quand il éprouve les symptômes les plus violents, ne pas être malade; que la nature n'a pas créé l'impossible pour guérir nos maux, qu'avoir des amis *choisis* et s'imaginer qu'on ne souffre pas, quand on est martyrisé, n'est pas un moyen curatif praticable; nous avons suivi une autre route, et Mlle Sénéchal a retrouvé la santé avec tant de rapidité que le deuxième jour du traitement elle digérait très-bien de la viande. N'est-ce pas, lecteur, que j'ai bien fait de guérir Mlle Sénéchal? Votre réponse affirmative n'est pas douteuse; mais que dira M. Flaubert? Il balbutiera des injures contre nous.

70e *obs.* Multiplions les preuves pour ne laisser nul doute sur ce que j'avance. M. Ferdinand Bertaux, dont le frère est fabricant de chapeaux de paille d'Italie, rue du Caire, 7, à Paris, souffrait depuis douze ans. Chez lui, le mal se manifestait par une tristesse profonde, des insomnies depuis neuf mois consécutifs, des soupirs profonds, un appétit très-capricieux et le plus souvent nul; de vives douleurs au creux de l'estomac, des nausées et des vomissements, une constipation très-prononcée, un froid glacial, un teint terreux et la maigreur. M. Bertaux consulta plusieurs médecins, et dans les derniers temps, il s'adressa d'abord à M. Flaubert, chirurgien à Rouen, qui lui livra la consultation suivante :

« M. Bertaux a, deux pouces au-dessous de l'ombilic, une petite hernie de la ligne blanche, qui peut être la cause du malaise habituel. Il faut que monsieur 1° porte habituellement une ceinture élastique avec petite palette assez pointue pour refouler les intestins fortement en dedans; 2° qu'il prenne chaque jour, pour entretenir la liberté du ventre, une ou deux pilules faites chacune de deux grains d'aloès et de deux grains d'extrait de rhubarbe. Du reste, manger et boire comme un homme en bonne santé.

» Le 6 avril 1837. FLAUBERT. »

» Du reste, s'en rapporter à M. Colson. »

Ainsi, M. Flaubert jugeait que le mal dépendait d'une hernie; mais il paraît que le toucher du docteur est un peu engourdi, d'après l'état physique de M. Bertaux et le docteur Colson, de Beauvais. Que penser ensuite de la sagacité médicale du chirurgien normand, qui ordonne de manger comme en bonne santé à un malade qui ne peut digérer, sans lui indiquer un moyen pour obtenir ce résultat? Rien autre chose sinon que le docteur a un fameux secret s'il obtient ce qu'il ordonne. Le malade s'adressa ensuite à M. le docteur Colson, de Beauvais, qui le soumit à la médecine broussaisienne laudanisée; mais inutilement. M. Bertaux vint à Paris et mit en consultation deux médecins, dont l'un était M. Fouquier, professeur à la Faculté de médecine de Paris. Ces deux médecins lui prescrivirent : 1° les eaux de Vichy naturelles, pures ou coupées avant et pendant le repas; 2° le matin à jeûn, dans une tasse d'eau de Vichy, une petite cuillerée à bouche de magnésie calcinée en poudre; 3° un bain de pieds sinapisé, et aussi d'appliquer, sur ces mêmes parties, des cataplasmes de farine de moutarde; 4° de la laine aux pieds; 5° dans le cas où le malade serait tourmenté par le retour des hémorrhoïdes, quelques sangsues à l'anus, et des alimens doux et légers pris sous toutes les formes, particulièrement de laitage et de poissons ou viandes blanches, à mesure que l'estomac ferait mieux ses fonctions; 6° de s'abstenir de viandes épicées et de boissons alcooliques, etc.; 7° l'application de quelques morceaux de potasse caustique sur l'épigastre, ou bien quelques moxas, si ce premier moyen n'obtenait pas de succès.

» Paris, 9 Juin 1837. FOUQUIER. »

Ainsi M. Bertaux devait être sinapisé, manger peu et user d'aliments adoucissants; ce qui prouve que M. Fouquier et compagnie commencent leur consultation par où l'on doit finir puis ils devaient, en cas de revers, faire tomber en eschares divers points organiques à l'aide de la pierre infernale; et si ce moyen ne réussissait pas, on devait recourir au moxa, et cela pour une phlegmasie imaginaire. M. Bertaux abandonna ces nouveaux docteurs, après un surcroît de mal, pour suivre notre traitement, arriver à un mieux sensible en peu de jours et retrouver enfin la santé, tel a été notre traitement; et s'il est vrai que les doctes que nous venons de citer dans tout cet écrit soient de grands docteurs à la cour ou à Rouen, en est-il de même près des malades? Lecteurs, jugez.

71e *obs.* Encore un cas grave. Mme Raffetin accusait depuis long-temps des chaleurs très-incommodes à la figure, de l'horreur pour les aliments; les digestions les plus pénibles, une grande tension de ventre, une constipation des plus opiniâtres, de l'oppression, une insomnie désespérante, des douleurs vives à la tête, et la chute presque complète des cheveux : sa maladie ne faisait que s'accroître de jour en jour malgré les médications prescrites par des médecins renommés. Une fois arrivée presque au terme de la vie, elle nous consulta : en quinze jours notre médication lui parut *divine*, selon ses propres expressions. Mme Raffetin guérit ensuite en peu de temps; depuis elle me bénit, et dans sa vive reconnaissance elle me donna le nom de *sauveur.* Ce sont des êtres pareils qui consolent, qui font braver les traits de l'envie; et si jamais une fois mort je revenais au monde, ce sont des êtres pareils qui me feraient souhaiter d'être toujours ce que je fus jadis, d'être toujours un fervent adorateur d'Esculape.

72e *obs.* Encore une belle cure! M. Desprès, à Brie-Comte-Robert, souffrait depuis environ 20 ans. Comme une foule de malades cités, il accusait de l'horreur pour les aliments, des douleurs violentes au creux de l'estomac, des vomissements journaliers, depuis quatorze ans, pour rejeter les aliments, quels qu'ils fussent, ou des matières bilieuses abondantes; *la constipation était telle, qu'il fallait recourir à des moyens mécaniques pour enlever les résidus excrémentitiels; de plus un hoquet intense succédait aux vomissements; les urines étaient absolument couleur de marc de café, et le dégoût de la vie affreux, sans qu'il existât des palpitations et des douleurs de tête, pendant qu'un teint profondément jaunâtre semblait accuser aussi une maladie du foie.* Dans l'espoir de détruire ses maux, M. Desprès interrogea maints oracles du jour; et ces oracles, que firent-ils? M. *le chirurgien sans pareil*, jadis grand coupeur de cols utérins, prescrivit les saignées; et, en mot, il fut broussaisien. Le mal fit des progrès. On eut recours à un second oracle, le docteur Récamier, qui ordonna une décoction de chiendent, des compresses imbibées d'une décoction de graine de lin appliquées sur l'épigastre, des lavements d'eau-bonne, une privation sévère, des aliments légers; en un mot, le docteur fut le même que *le chirurgien sans pareil*. La maladie fit des progrès. Nous, qui sommes curieux, nous voudrions bien savoir depuis quand, par une médication pareille, on ramène à l'état naturel des urines sanguinolentes et l'on fait taire le hoquet et les vomissements; nous attendrons, pour nous éclairer, sans cesser de rendre au docteur cette justice, que, pour être plus renommé en médecine que MM. Chomel et Cruveilhier, il a le mérite de faire avec plus de grâce que ces doctes les signes de croix et les génuflexions, mérite à l'aide duquel on grandit en médecine, tandis que nous, en guérissant en vingt jours M. Desprès, nous n'avons qu'un mérite secondaire, selon le dire de *ces pieux docteurs*.

73e *obs*. Encore une cure qui mérite l'attention du lecteur. M. Doré, marchand de bois à St-Pothus près Meaux, accusait la gastrite depuis des années; le mal s'aggrava de jour en jour, et lorsqu'il m'écrivit pour me consulter, voici quel était son état maladif : il ressentait des douleurs violentes à l'estomac ainsi qu'au ventre, des renvois continuels, des vomissements de glaires jusqu'à quarante fois par jour; à peine les aliments étaient pris qu'il les rendait encore ses nuits entières étaient passées à supporter des efforts gastriques; et toujours ces symptômes étaient accompagnés d'une constipation qui durait des semaines entières. Tel était le malade au mois de mai 1843. Deux ans auparavant, il était venu à Paris pour me consulter; mais arrivé près de la porte de la maison où je demeure, un *monsieur philanthrope*, qui reconnut à sa mine qu'il était malade, le détourna de me consulter, en lui disant que j'avais la main malheureuse, et lui désigna un *autre médecin*, c'est-à-dire, l'homme dont il était le compère. M. Doré le crut et sa maladie dura deux ans de plus. Dans sa triste position, il s'adressa aux premiers médecins de Paris, c'est-à-dire à ceux qui usurpent le plus l'opinion publique. Les uns lui prescrivirent les sangsues, les saignées, les laitages, la diète, les viandes blanches, et en un mot le traitement antiphlogistique; mais le malade n'en continua pas moins à vomir les viandes de poulet, de poisson, les laitages, etc.; d'autres lui prescrivirent les viandes noires, le vin de Bordeaux, les infusions toniques, les pédiluves, les calmants, mais toujours sans le moindre succès. Il crut mieux faire en revenant au premier traitement; enfin le mal devint affreux : le malade, en proie aux vomissements les plus violents et aux douleurs les plus vives, ne quittait plus le lit. Telle était sa position au moment où les médicaments qu'il attendait arrivèrent le soir même. Il en fit aussitôt usage; la nuit fut calme, le sommeil, perdu depuis si long-temps, revint; à compter de ce moment les vomissements disparurent complètement, et bientôt la santé fut entière. Que maintenant le lecteur réfléchisse sur le savoir des *premiers* médecins de Paris, sur l'effet des traitements différents mis en pratique, et certes il sera bientôt convaincu qu'avec ce savoir l'on est conduit à la mort en supportant pendant des années les tortures les plus cruelles.

74e *obs*. M. L..., économe d'un hospice, accusait des douleurs et des chaleurs corrosives à l'estomac et aux intestins, des digestions accablantes, une constipation opiniâtre, des douleurs de tête vives, des idées noires, des battements au creux de l'estomac, des oppressions accablantes qu'augmentait chaque repas, des tensions de l'abdomen, symptômes qui duraient depuis quatre ans. Certes, économe d'un hospice, M. L... fut à même de consulter des médecins habiles, et tous ne connurent pour remèdes que les médications reçues. La maladie, loin de diminuer, fit des progrès. Consulté à mon tour, voici ce que M. L... m'écrivait quelque temps après :

« Monsieur,

» Je suis bien mieux. Votre traitement est admirable, oui, admirable, cher docteur! Je ne cesse de prôner votre savoir, et de dire : heureux le malade qui peut vous rencontrer! »

Plus bas il ajoute :

« Veuillez donc recevoir mes remerciements bien sincères pour tout le bien que vous m'avez fait, et me dire en deux mots ce que je dois faire à l'avenir pour conserver une santé que j'ai crue perdue à jamais pendant quatre ans.»

75ᵉ *obs.* M. Lepoitevin-Dumoutier me consulta pour sa dame, atteinte depuis longtemps d'une gastrite opiniâtre. Elle ne pouvait ni manger, ni boire sans éprouver une irritation intérieure violente, suivie de constipation, ou de dévoiement. La malade fut complètement guérie en un mois, ce que nous apprend M. Lepoitevin, qui ajoute les mots suivants : « Aussi, monsieur et très-précieux docteur, ma femme et moi ajoutons-nous à notre gratitude, qui sera éternelle, de ne cesser de faire vos éloges, et de faire connaître à tout le monde cette cure si belle. J'ai donné votre adresse à maintes personnes, et je les ai engagées à vous consulter, pour que vous leur rendiez la santé comme à tant de milliers d'autres qui avaient été attaqués de cette terrible maladie, qu'il n'a été permis qu'à vous seul jusqu'à ce jour de vaincre; ce que prouve encore ma femme, qui, guérie en moins d'un mois, n'a pas cessé depuis le mois de juin 1842 de jouir d'une santé aussi parfaite qu'étonnante.

» Recevez-en donc de nouveau, mon très-cher, très-sincère et très-digne docteur, l'hommage de notre reconnaissance. LEPOITEVIN-DUMOUTIER,

» chevalier de Saint-Louis. »

Citons encore une belle cure.

76ᵉ *obs.* Nismes, le 11 octobre 1844.

« Monsieur et cher docteur Bénech,

» Je suis guéri! Maintenant comment vous remercier et vous récompenser, après m'avoir débarrassé de cette maudite gastrite qui m'avait rendu maigre comme une caisse de tambour! Mes amis qui me regardaient comme perdu, sont heureux de me voir si frais et me parlent toujours de la vilaine figure que j'avais. Grâce à vous je possède maintenant joie, intelligence et bon appétit. J'engage les malades à vous consulter, ne doutant pas alors que je sers l'humanité, et croyez que je vous conserverai une éternelle reconnaissance. DELBAUX, tailleur.

77ᵉ *obs.* M. Isidore Séger était très-malade, et, le 7 novembre 1838, il m'écrivait de Namur :

« Monsieur le docteur,

« J'ai l'honneur de vous apprendre que je jouis maintenant d'une bonne santé, grâce aux peines que vous vous êtes données pour découvrir les moyens de me guérir ainsi que tant d'autres d'une maladie incurable, selon tous les médecins.

» Je voudrais pouvoir, monsieur, vous exprimer tous les sentiments de reconnaissance que j'éprouve pour vous; mais je ne le peux. Qu'il me suffise de vous dire que jamais je n'oublierai ce que vous avez fait pour moi, et que je ne cesserai de vous rendre les louanges qui vous sont dues et de publier les bienfaits que vous avez rendus à l'humanité.

» J'ai l'honneur, etc. Isidore SÉGER.»

78ᵉ *obs.* Mademoiselle Robineau, sage-femme à Laon, accusait la gastrite depuis bien des années. Au 2 avril 1844, époque où elle m'écrivit, elle se plaignait d'éprouver une grande acidité dans la bouche, des douleurs vives à l'épigastre, des renvois, des bâillements après le repas, des maux de tête, des étourdissements, les idées les plus noires et des oppressions. Quelques semaines plus tard, elle m'écrivait qu'elle me conserverait toute sa vie la reconnaissance la plus vive de lui avoir rendu la santé qu'elle ne possédait plus depuis tant d'années.

79ᵉ *obs.* Thomas Letourneur à Tracy-Bocage, près Villiers-Bocage, n'espérait plus rien des hommes, et il plaçait le terme de ses maux en la mort seule qu'il attendait avec résignation. Je suis consulté, et, quelque temps après au 20 mai 1844, il m'écrivait :

« Mon cher Docteur,

» Je vous dois la vie, et après avoir été si près du tombeau, me voir comme je suis maintenant, mon bonheur me paraît un rêve. Après Dieu, je vous appartiens, etc.»

80ᵉ *obs.* Voici un autre succès qui mérite d'être connu. Mme Rubis, enceinte de sept mois, éprouvait tous les symptômes de la gastrite : de l'horreur pour les aliments, des douleurs violentes au creux de l'estomac, des digestions accablantes, des oppressions, des maux de tête, en un mot, son état était intolérable; elle redoutait de ne pas arriver jusqu'à la fin de sa grossesse. Elle m'écrivit le 9 juin 1844 de la traiter, et, le 3 août de la même année, elle m'écrivit la lettre suivante :

« J'ai l'honneur de vous apprendre que votre heureux et précieux traitement m'a fait changer d'existence par le bonheur que j'éprouve : ma position est à ne pas me reconnaître moi-même. Votre traitement est ce que l'on peut voir de plus précieux; car malgré ma position, il a diminué mon mal comme par enchantement. Mon estomac est encore un peu faible, il est vrai; mais quand on pense aux cruelles douleurs que j'éprouvais depuis sept mois; que je touche au terme de mes couches et qu'une femme, dans cette position, éprouve toujours quelque fatigue, il n'est pas étonnant que j'éprouve cette faiblesse; je me rends compte de tout cela et que je me trouve heureuse quand je pense au passé! Je ne puis que vous bénir tant que je vivrai. »

Dans un cas pareil, que feront tous

les médecins? Ils saigneront, et si les douleurs augmentent, si l'enfant ne vient pas à terme, s'il est chétif et s'il meurt quelques heures après avoir salué le monde, ou bien si la mère succombe, croyez-vous que tant de malheurs ouvrent les yeux du médecin? Pas le moins du monde; et il diffamera encore celui qui repousse la routine ou les systèmes meurtriers.

81e *obs.* Mme Gouet n'espérait plus de retour à la santé, elle me consulta, et le 19 novembre 1844, son mari m'écrivit de Dijon :

« Monsieur Bénech, ce que les docteurs n'ont jamais pu faire, même d'après de longs traitements, vous l'avez fait en peu de temps, et cela par les moyens les plus simples : madame est guérie et c'est à vous qu'elle doit la prolongation de son existence. Son cœur est plein de reconnaissance, et elle vous prie de croire que cette reconnaissance est vive et sera éternelle.

» Voici comment a opéré votre traitement : Le premier jour les vomissements ont cessé, et le lendemain les douleurs étaient moins vives. Quelques jours après le mal semblait changer de place et chercher à se placer quelque autre part; mais sa force diminuait chaque jour, et au bout de quinze jours le mal n'existait plus. » Voilà le langage de M. Gouet, et croyez-vous qu'il ne suffit pas pour rendre ridicule la calomnie braquée systématiquement contre nous? »

82e *obs.* M. Nave traînait une existence de martyr. Après diverses épreuves inutiles, il s'adressa au professeur Chomel, qui lui prescrivit le traitement suivant : « Vir 42 ann. — Mal de gorge depuis 18 mois, expulsion purulente ou puriforme. — Luette très-longue. — Rougeur violacée des amygdales, pyrosis.

« J'engage monsieur, 1° à se faire couper la portion exubérante de la luette, deux lignes au moins; 2° à prendre chaque matin quatre onces de sucs dépurés de fumeterre, laitue et cresson; 3° à boire aux repas de l'eau naturelle de Vichy coupée avec du lait; 4° à joindre quelques viandes blanches rôties à son régime ordinaire; 5° à prendre du 15 janvier au 15 août, trente à quarante bains sulfureux; 6° à continuer à faire journellement un exercice modéré; 7° à poser plus tard, au besoin, un cautère au bras gauche, le vésicatoire supprimé.

« 29 mai 1843. CHOMEL. »

Ainsi, l'inflammation s'étendait depuis la gorge jusqu'à l'estomac, et, pour détruire cette maladie, que prescrit le docteur Chomel? de couper la luette, rien que cela, sans doute parce que le docteur admet que le malade a toujours quelque partie organique de trop : mais la cause morbifique disparaît-elle? non sans doute! Puis viennent les sucs dépurés de fumeterre, de laitue et de cresson, sucs qui irritent et qui cependant doivent calmer la phlegmasie. Les eaux de Vichy doivent aussi produire des merveilles, mais comment? M. le docteur est sourd à cette question.

O docteur Chomel ! vous avez admis l'existence de la phlegmasie d'un système organique sensible aux sens; mais si vous aviez jugé comment ces rougeurs, le pyrosis se forment, loin d'aller fouiller dans des recettes vermoulues des moyens empiriques, vous auriez compris la nature, et la guérison eût été obtenue même sans opération. Mais pourquoi ce reproche? Est-ce que les titres donnent du génie? M. Nave, après avoir si long-temps souffert, guérit en suivant nos conseils, et nous nous plaisons à publier la lettre qui suit :

« Villers-Outreaux, près le Catelet, le 18 novembre 1841.

» Monsieur Bénech,

» Je ne sais comment vous témoigner ma gratitude pour tout le bien que vous m'avez fait; votre traitement m'a rappelé à la vie. Depuis trois années, je ne cessais de consulter tous les médecins de nos localités; mais aucun ne pouvait apporter le moindre soulagement à mes maux. Je résolus partir pour Paris, espérant y trouver plus de capacités; je m'adressai d'abord à M. Lisfranc, qui m'ordonna du lait d'ânesse, traitement qui, comme le précédent, fut infructueux. Je fus ensuite chez M. Chomel, docteur renommé. Après avoir examiné ma position, il me prescrivit un traitement que je suivis ponctuellement pendant six mois, mais sans aucun résultat. J'étais résigné à souffrir le reste de mes jours, lorsque, par un hasard providentiel, je reçus de M. Bricou, marchand de châles, rue des Boulets, 36, à Paris, une de vos brochures; je la lus attentivement et je reconnus que vous aviez traité et guéri quantité de malades atteints comme moi. Je m'empressai aussitôt de suivre votre divine médication; eh bien ! maintenant je bois et mange ce qui se présente sans éprouver aucune douleur. Aussi soyez certain que je prônerai vos incomparables connaissances, et toute ma vie je vous regarderai comme mon libérateur.

» Recevez, monsieur, avec ma reconnaissance mes salutations empressées.

» NAVE aîné, arpenteur. »

Tel est le langage de M. Nave; mais une remarque à faire, c'est que, lorsque M. Chomel fait le chirurgien, il est malheureux dans la pratique, que, lorsque M. Lisfranc fait le médecin, il est juste le pendant de M. Chomel; et que ces deux *aigles* tombent paralysés quand il s'agit de guérir même le pyrosis et l'engorgement de la luette.

83e *obs.* Voici ce qu'écrivait un malade à son frère à Paris.

« Mon cher frère,

» Voilà cinq jours que j'ai fini le traitement du docteur Bénech : je suis beaucoup mieux sans être guéri. Pendant le mois que j'ai fait ses remèdes j'avais bon appétit. Depuis cinq jours que j'ai cessé, l'appétit se perd et la souffrance revient. Tu vois que je suis forcé de revenir au traitement. Au reste ce n'est pas un grand sacrifice, et en voici la raison : en suivant la médication du docteur Bénech, j'ai commencé à travailler les premiers jours, sans discontinuer; en suivant celle des médecins d'Auxerre, je ne fais rien, et avec lui j'ai gagné quarante-deux francs et la santé, tandis qu'avec les autres je dépensais cinquante francs, au moins, par mois. Enfin, ma confiance en lui est entière, car je vois ici huit personnes qu'il a guéries et que tous les médecins avaient abandonnées : deux à Chablis; deux personnes à Seignelay, plusieurs à Auxerre; une dame à Seignelay, que nous connaissons même particulièrement : les *meilleurs* médecins du département lui avaient dit d'attendre la mort avec résignation, tandis que Bénech l'a guérie en trois mois. Si tu avais vu comme moi toutes ces personnes que je te cite, tu ne leur aurais pas donné quinze jours à vivre, et maintenant elles vendraient de la santé.

84e *obs*. M. Borrekens m'écrit d'Anvers, le 13 avril 1838.

« Monsieur, un extrait de votre brochure, intitulée : *Supériorité du traitement naturel, surtout dans les maladies chroniques*, etc., que je viens de lire, m'a vivement étonné, en ce que j'ai reconnu dans votre description de la gastrite quelques symptômes du mal dont je suis atteint, et en ce que vos observations constatant la supériorité du traitement naturel, le parallèle que vous tracez du système actuel avec votre doctrine, les épreuves que vous avez fait subir à vos principes, enfin les guérisons nombreuses que vous avez obtenues, guérisons attestées même par le silence des partisans du système que vous ne ménagez guère, et qui n'auront pas manqué de vérifier les faits, m'inspirent la confiance que mon mal n'est pas incurable, et qu'il cédera aux remèdes qui seront indiqués par les symptômes que je vais tâcher de décrire. »

Malgré vingt ans de souffrances et soixante ans d'âge, traité d'après les symptômes qu'il avait décrits, M. Borrekens était guéri en quelques semaines, et il terminait ainsi une lettre qu'il m'écrivait le 25 juillet 1838 : « J'ai prêté l'autre jour votre brochure à messieurs (noms des personnes), négociants de cette ville; le bruit de ma guérison les a conduits à me la demander. Soyez persuadé, monsieur, qu'en toute occasion je vous rendrai justice; que je proclamerai hautement l'état souffrant où je me trouvais depuis des années malgré les secours de plusieurs médecins, et que c'est à votre science supérieure que je dois une bonne santé. En agissant ainsi, je ne ferai que remplir un devoir d'autant plus agréable pour moi, que je ne connais pas de moyen plus propre de vous témoigner ma reconnaissance qu'en contribuant à étendre votre pratique bienfaisante. »

Telle est l'expression de reconnaissance de M. de Borrekens, dont la philosophie nous défend assez pour nous apprendre à dédaigner les expressions de l'amour-propre blessé.

85e *obs*. M. Bouchet, cultivateur, demeurant à Gy-les-Nonains, près Montargis, fut sujet, pendant vingt ans, aux tortures de la gastrite, et n'était, pour tout le monde, qu'un hypocondriaque qui n'avait que peu de temps à vivre. Voici ce qu'il m'a écrit :

« Gy-les-Nonains, le 10 juin 1844.

» Monsieur,

» Je viens de vous entretenir de ma position depuis que je fais usage des médicaments que vous m'avez ordonnés. J'ai commencé votre traitement le 12 au matin, et ce n'est pas sans de grandes craintes. Vous m'ordonnez de manger des viandes, tandis que depuis vingt ans que je suis atteint de ma cruelle maladie, tous les médecins et chirurgiens qui m'ont traité ne m'ont fait vivre, en quelque sorte, qu'avec du laitage. Bien plus, depuis quatre ans, je ne pouvais supporter le lait seul, il fallait qu'il fût coupé avec moitié eau et encore bien des fois il ne passait pas.

» Vous m'aviez prédit que le cinquième jour du traitement j'aurais du mieux, et votre promesse s'est complétement réalisée. Depuis, la maladie a diminué de force, je n'ai plus de renvois et la nourriture passe très-bien. »

Après m'avoir donné cette nouvelle, il me fait part de quelques faibles symptômes qu'il éprouve encore, me prie de continuer mon traitement, et ensuite il ajoute :

« Je crois en Dieu; j'ai invoqué bien des fois sa clémence, j'ignore si je ne l'avais pas méritée, il ne m'a jamais fait droit. Vous, M. Bénech, voilà vingt jours que je suis votre traitement, et vous avez fait plus que Dieu que j'ai invoqué depuis vingt ans.

» Monsieur, je suis, etc., etc.

» Bouchet. »

Quelques semaines après, le malade avait retrouvé la santé.

86e *obs.* Mme Bonnevaut, âgée d'une trentaine d'années et malade depuis huit ans, accuse tous les symptômes de la gastrite : des frissons prononcés, des chaleurs brûlantes, des sueurs faciles, des digestions laborieuses, impossibilité même de supporter un jaune d'œuf, ou les laitages; douleur vive un peu au-dessous du creux de l'estomac, constipation extrême, des selles très-difficiles et très-douloureuses, de l'oppression, des douleurs violentes à la tête, des névralgies tantôt sur un point, tantôt sur l'autre, une altération profonde de l'organisme, et la chute des cheveux et des dents. La malade n'espérait plus après l'essai de toutes les médications. Le 10 février 1844 elle m'écrivit : « Monsieur, ayant entendu parler d'un monsieur de Lyon que vous avez guéri d'une gastrite, je me suis procuré votre brochure, et en voyant le nombre de malades qui grâce à vous ne le sont plus, je me suis décidée à m'adresser à vous qui avez fait naître un espoir que je croyais éteint. »

Plus tard, Mme Bonnevaux m'écrivit encore.

« Monsieur, les travaux de la campagne si multipliés dans la saison que nous venons de passer sont cause du retard que j'ai mis à vous écrire, car, grâce à vous, je puis prendre part aux occupations de mon ménage, moi qui, autrefois, étais fatiguée seulement d'en entendre parler. Jamais je ne pourrai vous dire, comme je le voudrais, à quel point je suis reconnaissante du bien que vous m'avez fait, et si j'étais tentée de l'oublier, les félicitations que je reçois journellement me le rappelleraient, car tous ceux qui me voient s'étonnent du changement qui s'est opéré en moi : il en est qui n'en peuvent pas croire leurs yeux. Votre nom est souvent dans ma bouche et celle de mon mari, et c'est pour le bénir. »

Plus tard Mme Bonnevaux me consulta pour une malade, et dans sa lettre elle traça la phrase suivante : « La confiance que j'ai en vous, monsieur, est telle, que je voudrais pouvoir vous envoyer tous les malades qui m'intéressent : il me semble qu'entre vos mains ils sont hors de danger. »

Voilà comment on m'encourage dans les pays de l'Isère, et c'est dire que, dans la révolution que je poursuis, mon courage ne saurait faillir.

87e *obs.* Les médecins haut placés ont pour eux des faveurs, des titres, l'opulence qui en dérive; avec ces avantages ils se consolent de leurs revers; moi je m'applaudis de n'avoir rien de ce qu'ils envient, c'est là mon bonheur, et je le dois à mes malades, parmi lesquels je vais citer encore M. René fils. Je vais le laisser s'exprimer lui-même dans une lettre qu'il m'écrit, afin qu'on juge encore la différence qu'il fait entre ma doctrine et les idées médicales reçues, et il est bon juge, car il a comme les autres malades une large expérience.

« Monsieur,

« Je viens remplir la promesse que je vous ai faite, en vous transmettant quelques détails sur les longues douleurs que j'ai supportées avant d'avoir eu le bonheur de vous connaître.

» Permettez-moi d'abord de vous témoigner toute ma reconnaissance pour les soins empressés que vous m'avez si habilement prodigués. Sans vous, monsieur, je serais encore à traîner une pénible existence, peut-être n'existerais-je plus! Et quand, en désespoir de cause, la science me jetait incessamment au visage la résignation et le temps, vous vous êtes heureusement rencontré sur mon chemin pour renverser l'opinion de plus d'un *docteur*. Vous avez interrogé du regard les traits du malade; en peu d'instants vous l'avez pour ainsi dire disséqué; dès ce moment aussi vous avez été maître de cette souffrance que vous seul avez su deviner. Honneur à vous, monsieur! honneur et reconnaissance!

» Depuis quatre ans je souffrais presque continuellement : palpitations, coliques, syncopes, oppressions, crampes; depuis quatre ans j'employai, je crois, toutes les drogues d'une pharmacie, je souffrais toujours; et si mon mal parfois semblait céder à la violence des remèdes, c'était pour quelques jours plus tard me tourmenter plus cruellement encore. Je ne savais plus à qui me fier, et désormais résigné, j'attendais qu'il plût à Dieu de mettre un terme à une position aussi pénible.

» Traité pour des palpitations, puis pour inflammation, névrose, etc., mon mal s'aggravait de plus en plus; semblable au vaisseau battu par l'orage, je n'avais plus pour unique consolation que la vue d'une tombe qui ne tarderait pas à m'engloutir.

» Tout m'était à charge, je souffrais de la joie des autres, leur gaieté m'irritait, et je cherchais toujours des souffrances à interroger, dans l'espoir d'en rencontrer qui répondissent aux miennes. Toute société m'était intolérable, j'y étouffais; j'enviais la position du dernier des hommes, afin de respirer un peu d'air qui ne me fît pas souffrir.

» Ayant perdu toute idée de guérison, je me jetai en dernier ressort *dans les bras du magnétisme*. Illusion passagère, qui devait, comme tous les autres moyens, me torturer de nouveau sans résultat. Pilules, bains, remèdes, infusions, huiles, emplâtres, frictions, bains composés, vins artificiels, etc., je mis tout en œuvre; c'était marcher pour revenir au même point.

» Vous seul, monsieur, m'avez rendu l'espérance et la santé, par vous j'ai recouvré d'heureux jours. Quelques mois de vos soins, et ma santé, ma gaieté, mon appétit, tout est revenu; aujourd'hui je me rappelle mes souffrances, c'est pour plaindre bien des *savants*, et bénir l'homme qui m'a sauvé la vie.

» Recevez, monsieur, etc. René fils.

» Paris, le 12 juillet 1850. »

88e *obs.* Mais laissons parler une autre victime des systèmes désolants, victime dont l'esprit et la naïveté éclairés serviront à préserver d'autres malades de ces systèmes.

« Nevers, ce 17 octobre 1851.

» Monsieur le docteur Benech,

» Je ne sais trop de quelles expressions me servir, pour vous témoigner l'estime et la reconnaissance que je vous dois. Voilà un mois que j'étais dans une position aussi triste que cruelle pour moi et pour ceux à qui je suis cher; la Providence veut qu'une de vos brochures tombe entre mes mains, et à peine ai-je fini de la lire, que, plein d'espoir et de confiance, je vous fais connaître les symptômes de la maladie qui depuis si long-temps me tourmentait; je reçois bientôt votre consultation et vos remèdes, et depuis trois semaines que je suis votre médication, ma santé a subi une amélioration miraculeuse, mon appétit est revenu, je digère bien et trouve légères des viandes qui, il y a un mois, m'auraient tué si j'avais osé en manger. Grands oracles de la médecine, savants chargés de titres et de décorations, qui n'avez que des mots creux et sonores à jeter au malade en soulagement de ses souffrances, tous vos vieux systèmes ne sont que des mensonges, que des absurdités. Messieurs, j'ai cru long-temps à votre science, et j'ai rigoureusement suivi ces régimes sévères qui me menaient droit au tombeau et augmentaient le nombre de vos victimes; mais Dieu m'a envoyé un sauveur, et ce sauveur, c'est vous, mon cher M. Benech, vous qui luttez si courageusement et avec tant de succès contre ces célébrités médicales, acquises avec des belles paroles et qui bientôt seront réduites à leur juste valeur... Ah! monsieur, que ne suis-je riche? Que ne puis-je autrement que par des paroles stériles, vous témoigner tout ce que je vous dois pour m'avoir rendu la santé? Tant qu'une goutte de sang fera battre mon cœur, votre nom sera pour moi l'objet de la plus grande estime et de la plus profonde reconnaissance.

« J'ai l'honneur, etc. *Signé* Hourné. »

89ᵉ *obs.* Citons une autre belle cure. M. Bernaudat accusait des frissons depuis les reins jusqu'au cou, principalement sur les côtés et entre les épaules; des chaleurs vives à l'estomac et dans l'intérieur de la poitrine; des pesanteurs continuelles à l'épigastre; des renvois, des digestions laborieuses, un ventre toujours tendu et des hémorrhoïdes graves. A ces symptômes se réunissaient encore une suffocation accablante qu'un simple cataplasme rendait plus grave, et des douleurs vives, surtout dans les régions où l'on avait appliqué des vésicatoires. Il était en proie à une mélancolie profonde. Après de longues souffrances, soumis au traitement naturel, il m'écrivit la lettre suivante :

« Saint-Romain, le 9 août 1843.

» Monsieur, ainsi que vous m'en donniez l'assurance, ma guérison est complète, j'ai pu reprendre mon travail; et si parfois je me rappelle mes longs jours de souffrance, c'est pour bénir l'homme bienfaisant qui, à force d'études, est parvenu à combattre victorieusement les maux qui assiégent la pauvre humanité. Ma reconnaissance pour vous, Monsieur, est sans bornes; car, en comparant mon état actuel à celui où je me trouvais il y a deux mois, je crois faire un songe vain, que le réveil ne fait pas évanouir. Maintenant je mange de tout sans me faire de mal. Beaucoup de personnes qui m'avaient vu dans le plus fort de ma maladie, ne peuvent croire, quand elles me rencontrent, que je suis la même personne : j'ai la figure fraîche comme à vingt ans. Croyez, Monsieur, que mes remercîments sont sincères, qu'ils partent du plus profond du cœur de votre tout dévoué et reconnaissant serviteur. Bernadat. »

90ᵉ *obs.* Encore un autre martyr qui fera enrager plus d'un Esculape.

M. Legros accusait une violente gastrite et des hémorrhoïdes graves. Il eut le sort des malades que je viens de citer; mais enfin il se confia à mes conseils et voici ce qu'il nous a écrit.

« Dijon, 27 avril 1843.

» Monsieur et cher docteur, je viens vous annoncer que vous pouvez me classer parmi vos guérisons extraordinaires. Oui, ma maladie, quoique grave et très-chronique, a disparu pour faire place à la santé; oui, j'ai été près de douze ans victime des erreurs de la médecine ordinaire : et trois mois de votre traitement suivi ponctuellement m'ont fait recouvrer cette pauvre santé que je ne croyais jamais revoir, et à tel point que tous mes amis et connaissances me font compliment sur ma nouvelle figure; ils m'arrêtent pour me questionner sur ce qui m'a rétabli aussi promptement et m'a redonné mon ancienne figure pleine de vie, au lieu de ces traits tirés et allongés qui n'annonçaient rien moins qu'une triste et pénible existence. Que n'ai-je eu le bonheur de vous connaître plus tôt! Ah! cher docteur, je ne saurais vous exprimer tout ce que je vous dois et combien je vous suis reconnaissant! Une seule chose manque à ma satisfaction, c'est de ne pouvoir vous connaître et vous témoigner de vive voix tout l'effet que produit sur moi ma résurrection.

» Agréez, etc. Legros. »

91ᵉ *obs.* M. Marx Picard ne croyait plus retrouver la santé et, un an après avoir suivi le traitement naturel, voici la lettre qu'il nous a adressée :

« Nancy, le 15 janvier 1842.

» Mon cher docteur,

» Je dois vous avouer que sous l'impression des mauvais résultats de tous les traitements auxquels j'ai été soumis, depuis douze ans de maladie, par les sommités médicales, en France et en Allemagne, je dois vous avouer, dis-je, que je n'aspirais tout au plus qu'à quelque soulagement. Aujourd'hui qu'il y a un an à pareille époque j'arrivais chez vous mourant pour vous consulter, aujourd'hui que grâce à vos conseils je suis revenu à la santé, que je supporte indistinctement tous les aliments quand je ne pouvais digérer un verre d'eau sucrée, j'éprouve le besoin de vous dire, cher docteur, combien je vous suis reconnaissant, et de vous prier d'agréer l'expression des sentiments de gratitude qui m'animent. Adieu, cher docteur,

» Marx Picard, nég. à Nancy. »

92ᵉ *obs.* « Mes parents se joignent à moi, m'écrit Mlle Poutdevaux, pour vous remercier de tout le bonheur que vous m'avez procuré; car toutes les fois que nous comparons mon état à celui où j'étais avant d'avoir eu recours à vous, nous bénissons la Providence qui nous a permis de vous connaître. »

A la même époque, une autre malade m'écrivit :

« Il n'y a que Dieu qui ait pu connaître mes souffrances. Hé que je suis heureuse de vous avoir connu ! »

93ᵉ *obs.* La gastrite paraît souvent avec lenteur, d'autres fois avec rapidité, et c'est cette dernière variété qui se montra chez madame Chrétien. Madame dina à quatre heures suivant son habitude (mars 1832); la soirée fut très-calme, et, à peine couchée, elle fut réveillée par des douleurs atroces. On eut d'abord recours à l'eau sucrée, au thé; le mal augmentant d'heure en heure, on appela un médecin, qui prescrivit les calmants. Les douleurs durèrent cinq mortelles heures, et la malade ne peut, écrit-elle, en donner une faible idée qu'en les comparant à celles que causerait un fer rouge qui traverserait l'estomac et le dos. Elle se roulait par terre en invoquant la mort. Ces crises parurent souvent; leur durée fut toujours en augmentant et les dernières durèrent trente-six heures. Mme Chrétien consulta les médecins les plus célèbres des Andelys, de Caen et Rouen. Les uns lui prescrivirent l'usage exclusif des viandes noires, du vin généreux, le vin de quinquina, les pastilles de quinine, etc., et le mal résista. D'autres docteurs considérèrent la maladie comme inflammatoire, et la soumirent aux antiphlogistiques et à la diète. Les crises disparurent insensiblement, la malade ne fut plus sujette à des douleurs périodiques atroces, mais à un état permanent de maladie dans lequel elle accusait un appétit désordonné, des renvois, des douleurs vives au creux de l'estomac, au dos et sous les côtes; une tension extrême dans toutes ces régions, la constipation, la cessation des menstrues, un anéantissement général, etc. Elle ajoutait ensuite, dans cette même lettre, où elle écrivait sa maladie : « Je vous avoue, monsieur, que l'idée si consolante de guérir entre avec peine dans mon esprit; comment! moi, à qui souvent un verre d'eau sucrée a fait mal, qui depuis cinq ans ne mange plus de pain, qui depuis deux ans ai été forcée de renoncer au gras, depuis huit mois suis dans un état presque désespérant; moi! je pourrais guérir et manger de la viande dès le premier jour de mon traitement! etc. Je croyais qu'il n'y avait que Dieu qui pût opérer un tel miracle; mais sans doute ce Dieu, pour le bonheur de l'humanité souffrante, vous inspire, et a soulevé à vos regards une partie du voile qui cache encore à tous les yeux les secrets merveilleux que la nature recèle dans son sein. »

Tel était le langage de Mme Chrétien. Voici maintenant une partie de sa 2e lettre.

« Aubigny (près Falaise), le 6 juin 1839.

» Monsieur, j'ai reçu le 15 du mois dernier votre boîte contenant vos précieux médicaments. Le 16, j'ai commencé à en faire usage, et, cette première journée, vous l'avouerai-je, malgré votre lettre qui me promettait la santé, ce ne fut qu'en tremblant que je mangeai les aliments qui m'étaient prescrits; mais, ô douce surprise! après la soupe du matin, un sommeil bienfaisant, qui dura deux heures, me disposa à prendre gaiement et avec un peu plus d'assurance tout ce qui m'était ordonné. Pour abréger, les premiers dix jours se passèrent dans un état parfait, sans crise ni douleur; seulement j'éprouvai et j'éprouve encore très-souvent une pesanteur d'estomac plus ou moins forte et un sommeil que je ne puis vaincre que par une longue promenade. »

Après m'avoir instruit de l'effet de quelques pilules et des symptômes qu'elle éprouve encore, elle ajoute : « Après vous avoir instruit du mal léger qui me reste, je viens vous dire maintenant tout le bien, tout le bonheur que j'éprouve. Tout mon corps a repris ses contours; ma figure est pleine et rosée; je n'ai plus de ces rides que la maladie et non l'âge avait tracées autour de ma bouche et sur mon front; mon teint a une vivacité et une fraîcheur qui, même avant ma longue maladie, n'a jamais été mon partage. Enfin, dans Aubigny, tout le monde crie au miracle en me voyant si fraîche, si gaie, si leste. »

L'amélioration augmenta, et, vers la fin du deuxième mois du traitement, Mme Chrétien, après m'avoir entretenu de divers changements que je lui avais conseillés dans son traitement, m'écrit:

« Cependant chaque jour ajoute à mon embonpoint, à ma force, à ma fraîcheur, à un coloris presque idéal. Avec la santé vous m'avez rendu la gaieté, le bonheur : grande admiratrice des beautés de la nature, elle me semble plus riante; j'élève mon ame vers le Créateur avec plus de ferveur, et le remercie avec amour de vous avoir inspiré dans vos glorieux travaux. J'aime aussi avec plus de force ceux qui m'entourent. La maladie m'avait rendue égoïste, j'ai besoin maintenant de voir, de faire des heureux. J'ai connu la souffrance et j'y sais compatir.

» Quoique élève de l'anatomiste Marjolin, vous ignorez, j'en suis certaine, monsieur, que l'estomac d'une dame n'est pas conformé comme celui d'une paysanne; c'est ce qui est cause que plusieurs personnes attendent la guérison complète de... pour vouloir bien être guéries par votre divine médication, et se confier au sorcier; car j'ai passé si promptement de la mort à la vie, que chez le boulanger et le boucher, oracles de la commune d'Aubigny, il a été dit que Mme Chrétien avait été guérie par *sortilège*. Divin sorcier, qui, au lieu d'être brûlé comme le faisaient nos bons aïeux, méritez d'être comparé à celui qui, tout puissant, dit au paralytique : Levez-vous et marchez.

» Née d'une famille honorable, mais sans biens par le malheur des révolutions; entourée de l'amour d'une tendre mère, d'un excellent mari et d'un bon fils, un grain de philosophie me faisait penser que la fortune est inutile au bonheur; aujourd'hui je suis détrompée, car je sens qu'il me serait bien doux de posséder des richesses pour les déposer à vos pieds. Femme CHRÉTIEN. »

C'est ainsi qu'on écrit à Aubigny, et je n'ai pas besoin d'ajouter que toutes les femmes de cœur et d'esprit ne sont pas à Paris.

94e *obs*. Le jeune Camot, poète déjà renommé en province et qui le sera un jour à Paris, éprouvait depuis longtemps un dégoût pour les aliments, des douleurs fixes au creux de l'estomac, plus vives encore au-devant de la poitrine; une oppression continue, parfois alarmante, des battements de cœur, une toux sèche, en un mot tous les signes avant-coureurs de la mort. Il m'écrivit sa position désespérée : je m'empressai de venir au secours d'une muse naissante, et, quelques mois après, je reçus plusieurs pièces de vers. Je vais citer une partie de l'une d'elles où le poète, sous l'emblème d'une nymphe, m'écrit :

La jeune nymphe alors se rendit au bocage,
Vers ces bords où naguère, au sein de la douleur,
Sa lyre, en sons touchants, déplora le malheur.
Là, saluant le ciel, la terre, la nature,
Au monotone bruit de l'onde qui murmure,
Aux chants mélodieux de cent oiseaux divers,
Dans l'élan de son cœur, sa voix mêla ses vers :

De ma juste reconnaissance
Sur ton aile, ô Zéphyr, porte-lui les accents,
Au mortel généreux de qui la bienfaisance
Sut rendre le calme à mes sens!

Sur une plage solitaire,
Tel s'égare dans l'ombre un pauvre voyageur,
A l'horizon se lève un astre tutélaire,

L'infortuné voit son erreur.
Il aperçoit le précipice
Qui l'allait engloutir par un cruel destin ;
De cet astre il bénit la lumière propice,
Se détourne et suit son chemin :
Ainsi m'égarait ma souffrance,
Au désert de la vie, et de mes tristes jours,
Par le mal dévorés, loin de toute espérance,
La Parque allait trancher le cours.
Mais de sa science infinie
Un sage à mes regards fit briller le flambeau ;
Grâce à son art puissant, à son divin génie,
J'ai fui l'abîme du tombeau.

De ma juste reconnaissance
Sur ton aile, ô Zéphyr, porte-lui les accents,
Au mortel généreux de qui la bienfaisance
A rendu le calme à mes sens !

La nuit a replié ses voiles :
C'est l'instant où l'Amour sort des bras de Vénus,
De la voûte des cieux s'effacent les étoiles ;
Les rayons du jour sont venus.
Venez donc, jeunes compagnes,
Venez, couronnons nous des plus riantes fleurs,
L'Amante de Céphale embellit nos campagnes
De ses éclatantes couleurs ;
Je puis à vous m'unir encore
Pour chanter les bienfaits du monarque du jour,
La rose que ses feux au matin font éclore,
Et les doux charmes de l'amour !
Et toi dont la légère haleine,
Ondule en se jouant dans les vastes guérets,
Heureuse si je vais folâtrer dans la plaine
Ou rêver au fond des forêts,

De ma juste reconnaissance
Sur ton aile, ô Zéphyr, porte-lui les accents,
Au mortel généreux de qui la bienfaisance
Sut rendre le calme à mes sens !

Lecteur, vous le sentez, M. Camot méritait de vivre, c'est un poète de plus que nous compterons un jour, qui honorera la patrie, et que je m'estime heureux d'avoir placé au nombre de mes clients.

J'ai écrit, dès le début de cet article, que la maladie appelée *gastrite*, *hypocondrie*, *affection nerveuse*, etc., était réputée incurable, et les faits que je rapporte ne laissent nul doute sur cette opinion. J'ai écrit aussi que cette opinion était sans fondement, que cette maladie n'était telle que parce qu'elle était méconnue ; qu'ici la médecine n'était pas de la science, mais un empirisme qu'on ne saurait assez flétrir ; qu'en suivant les principes de la médecine naturelle on arrivait à des cures complétement inconnues jusqu'à ma doctrine, et j'ose croire que les faits justifient amplement ce que j'avance : ainsi la gastrite ou hypocondrie n'est plus rien de ce qu'on l'a faite, et n'a plus rien de dangereux, tout en rappelant que méconnue elle multiplia les victimes pendant des mille ans, surtout de nos jours.

J'aurais désiré, pour faire mieux apprécier mes découvertes, entrer dans de plus grands détails ; mais cet opuscule ne le permet pas, et je renvoie le lecteur à l'ouvrage qui a le même titre que cet écrit, où il trouvera les détails nécessaires.

DE LA CONSTIPATION.

Souvent le rectum semble avoir renoncé à ses fonctions ; il ne peut rejeter naturellement les résidus excrémentitiels. Dans ce cas, le malade accuse des ardeurs dans cet organe, et le besoin incessant d'aller aux selles. Cette maladie dure quelquefois très-long-temps, et alors les médecins l'attribuent soit à des hémorrhoïdes internes, soit au rétrécissement du rectum. Les erreurs sont ici presque faciles. Voici un cas grave de cette espèce que j'ai rencontré, dans ma pratique, chez M. Brunel, rue de l'Hôtel-de-Ville, n. 105, à Paris. Depuis long-temps les selles sont devenues presque impossibles, même à l'aide de lavements. On attribue cet état douloureux à un rétrécissement du rectum : on emploie tout remède, même des mèches, pour dilater le gros intestin ; on se propose de recourir à des incisions de l'anus, et, appelé à mon tour, je reconnais une erreur grossière, et bientôt les selles sont rendues naturelles, après des années de souffrances et de médications barbares plus ou moins nombreuses.

DU DÉVOIEMENT

APPELÉ AUSSI VULGAIREMENT RELACHEMENT DU CORPS.

Cette maladie se reconnaît à des envies fréquentes d'évacuer les résidus excrémentitiels, à des selles liquides, muqueuses, et plus ou moins colorées en jaune. Ces selles sont quelquefois au nombre de dix, douze, et même de quinze par jour. Parfois elles sont accompagnées de sang et placent le malade dans un abattement complet. Il en existe trois variétés différentes, dont l'une d'elles est plus opiniâtre que les autres. Les auteurs combattent cette maladie soit avec les antiphlogistiques, soit avec des astringents, soit avec une médication tonique ; mais le succès n'est pas leur partage, tandis que, traitée d'après nos principes, elle disparaît presque facilement, ce que prouvent M. Battefort, marchand de plâtre, faubourg Saint-Va, à Soissons ; Mme Eymery, à Dueil, près Montmorency près Paris ; M. Desmoiseau, négociant, rue et île Saint-Louis, 20, Paris. J'ai vu des enfants garder cette maladie des années entières et des jeunes filles perdre en même temps les règles, ou tomber dans la paralysie des membres inférieurs, et cependant guérir.

Ici la médecine est, comme ailleurs, pitoyable, et j'ose croire que les faits qui précèdent suffisent pour prouver cette vérité, et qu'ici comme ailleurs le traitement naturel ne saurait même être faiblement rivalisé.

DES NÉVRALGIES,

DITES PARFOIS RHUMATISMES, MIGRAINES.

Les symptômes de cette maladie sont très-simples : ils se manifestent par une douleur déchirante, avec élancement plus ou moins grand, sans aucun autre symptôme dans la région souffrante, en considérant le mal dans sa simplicité. Tout mouvement de l'organe où siége cette maladie est annulé ou roide, ou, s'il a lieu, le mal redouble. Si la douleur est violente, il survient dans l'organe malade une espèce de formication ou de torpeur. Si le mal est continu, des redoublements atroces ont lieu surtout pendant la nuit dans plusieurs cas.

La névralgie ne fait parfois que paraître et disparaître, tout en causant alors, chaque fois, une accélération marquée du pouls, si elle est vive. Très-souvent elle passe, avec la rapidité de l'éclair, d'un point organique à un autre, et semble ainsi parcourir tous les cordons nerveux. Souvent elle est fixe, et alors l'organe qui en est le siége s'atrophie à mesure que le mal vieillit. S'il est général, l'économie s'altère, la maigreur devient de plus en plus apparente, chaque cordon nerveux exprime à son tour les mêmes souffrances; celles-ci sont accompagnées de mouvements convulsifs fréquents et variés, les viscères finissent par accuser des troubles dans leurs fonctions ; des étourdissements très - prolongés sont les précurseurs de l'apoplexie; l'oppression paraît à son tour, et si l'on n'arrête le mal, la mort a lieu. Cette maladie est périodique ou continue.

Chaque cordon nerveux peut être affecté, et de là naissent tant de variétés de névralgies appelées, *faciale*, *tic douloureux*, *migraine intercostale*, *sciatique*, *plantaire*, etc., selon le nerf, ou la branche nerveuse affectée.

Quelle est la nature de cette maladie? — Les auteurs ne reconnaissent que des phlegmasies des nerfs dans cette affection morbide; mais, pour mettre d'accord leur système avec des faits, ils disent ce qui n'est pas.

Cette maladie est réputée très-rebelle ou incurable en général, et cette opinion est une erreur qui dérive de ce qu'on ignore positivement la nature du mal ; car, armé de faits, j'affirme que, dans tous les cas, l'amélioration est sensible en peu de jours, et la guérison non moins certaine en quelque temps. Oui, encore une fois, il n'est plus de névralgie incurable, en s'abandonnant au traitement naturel mis rigoureusement en pratique pendant le temps convenable. Maintenant, demande-t-on des preuves? Je cite parmi mes guérisons obtenues dans les cas les plus graves celles que me doivent M. Degallais-Leclerc, négociant en vins, à Leuze, près Tournai (Belgique); M. Guitez, propriétaire à Portes, près Bordeaux, tous deux atteints de sciatique. M. Edam, rue d'Angivilliers, 10, à Paris, affecté d'une névralgie siégeant au dessous du sein gauche; M. Housseaux, cultivateur, rue Royale, 68, à Villejuif, près Paris, atteint du même mal; M. Potelle, propriétaire, rue Saint-Ferdinand, 24 bis, près la rue Saint-Maur-du-Temple, à Paris, atteint de sciatiques qui partaient des reins, parcouraient les cuisses et venaient mourir aux pieds; M. Fosse, rue Beaubourg, 40, à Paris, atteint d'une névralgie qui partait des lombes, s'étendait au-devant du ventre jusqu'au pubis, et formait ainsi un cercle douloureux autour du ventre; M. René Amiard, avenue de Saint-Cloud, 16, à Versailles, atteint de névralgie aux deux bras; M. Aubry, courtier en vins, rue Saint-Antoine, 100, à Paris, affecté d'une névralgie située à la partie latérale droite du cou; Mme Lardin, Grande-Rue, à Bagnolet, près Paris, souffrante depuis vingt ans d'un tic douloureux compliqué de douleurs de tête; Mme la comtesse de Martini, rue du Marché-d'Aguesseau, 4, à Paris, et maintenant à Florence, accusait une névrose qui formait une espèce de cercle douloureux autour du bassin; le fils de Mme Fournier, épouse en secondes noces de M. Léger, rue du Faub.-Saint-Antoine, 231, à Paris, atteint de névralgie qui embrassait à la fois le front, le nez et les yeux; M. Desportes, boulanger, au Plessis-Belleville, près Dammartin, aux environs de Paris, atteint d'une névralgie sourcilière; M. Bernard, à la raffinerie, Grande-Rue, 110, à Ingouville, près le Havre, accusant une sciatique qui s'étendait depuis les reins jusqu'aux mollets; M. Michel Connerat, fabricant de parapluies, rue Greneta, 28, à Paris; M. As ier, marchand de modes, passage du Saumon, 69, aussi à Paris; M. Stinger, marchand de vins, place des Pyramides, 3, à Paris, chez lequel les névralgies couvraient les tempes et l'occiput; M. Gaube, marchand, rue Phélippeaux, 42, à Paris; Mme Caillet, rue des Moulins, 6, à Paris, atteinte depuis vingt ans de douleurs de tête continues avec redoublements atroces, fréquents, compliqués de vomissements, etc., etc.

Quant à la gravité du mal, elle était très-forte chez tous, souvent extrême; comme chez M. Potelle qui ne quittait plus son lit; M. Fournier, qui était dans un état d'égarement continuel; M. Stinger en proie à des tortures continuelles; M. Gaube qui s'était soumis à l'arrachement de plusieurs dents, etc.

Quelquefois la névralgie est générale et profonde à la fois, le malade accuse des douleurs atroces à la tête, dans les bras et dans les membres, douleurs dont les élancements causent des mouvements convulsifs, qui aggravent le mal par les secousses qu'ils impriment aux organes. A la longue, la marche devient chancelante, la surdité, la perte de la mémoire arrivent, et le malade accuse des douleurs cruelles à l'épigastre, des oppressions avec suffocation imminente, et en un mot tous les symptômes les plus sinistres. Pendant la nuit surtout, les douleurs sont déchirantes, souvent avec délire et convulsions. J'ai observé cet état existant depuis des années, souvent avec des atrophies locales, profondes; et, toujours en appliquant avec sévérité les lois du traitement naturel, j'ai pu étonner par mes succès même là où tout était désespéré.

1re *obs.* Que dirai-je de l'état de Mme Caillet? Rien, sinon que les douleurs étaient atroces, l'avenir désespérant après mille remèdes inutiles, et qu'elle marchait à la paralysie. Cependant, malgré vingt années de souffrances, elle est guérie grâce au traitement naturel. Aujourd'hui la vie n'est plus un fardeau; et si je mérite ainsi la reconnaissance de tant de victimes, les Sangrado vocifèrent contre moi. Mais, qu'importe? le bien qu'on dit de moi habitue mon tympan à être sourd à la calomnie.

2e *obs.* L'une de nos plus belles cures est sans contredit celle de M. Stinger. Les douleurs ressenties à l'occiput n'étaient que des élancements continus, avec des redoublements extrêmes pendant les nuits. Alors, délire, désir de suicide ou d'homicide, sentiment d'horreur pour sa famille : sa vie, celle des autres, tout objet tel qu'il fût était pour lui un surcroît d'acuité. Agité, tremblant ou convulsif, le malade frappait de sa tête les murs à coups redoublés, et il n'éprouvait aucune impression. Toutes les nuits n'étaient pour lui qu'insomnie, souffrance ou délire qui diminuait pendant le jour et se calmait plus ou moins en raison de l'influence de la lumière. Pendant sa maladie, qui dura près d'un an M. Stinger fut traité d'abord par M. le professeur Cruveilhier. Saignées au bras, sangsues, limonades, viandes blanches, vésicatoire à la nuque, etc., furent la prescription du docteur limousin. Ce docteur ne fut pas heureux malgré ses connaissances des débris cadavériques. M. Stinger, après avoir délaissé M. Cruveilhier, courut chez M. Rayer. Ce docteur dans son *sublime médical,* préféra la saignée du pied à celle du bras; mais il adopta les sangsues, les vésicatoires, la diète, et il ajouta les calmants. Le malade fut-il même soulagé? hélas! non; et l'étoile de M. Rayer ne fut ici que l'étoile de tout professeur en faculté parisienne, une étoile bien pâle. Enfin, MM. Andral et Marjolin trouvèrent rationnels tous les traitements de leurs confrères, et la maladie conserva toute sa gravité. Il me consulta, et bientôt il fut guéri. Puis on affirme que des professeurs de nos Facultés sont des génies, que les médecins des hôpitaux se classent après ces derniers; et que disent les faits? que ce qu'on affirme est un mensonge, et qu'il ne suffit pas de voir beaucoup de malades pour mieux guérir que les autres; mais qu'il faut avoir les principes à l'aide desquels on puisse s'initier à la connaissance de nos maux, et que sur ce terrain MM. Marjolin, Cruveilhier, Andral et compagnie n'ont rien qui les distingue des médecins les plus ordinaires.

3e *obs.* M. Gaube accuse des douleurs névralgiques faciales du côté gauche de la figure. Saignées, sangsues, vésicatoires, cautères, ventouses, etc. Il met en pratique toute la médication connue. Il consulta successivement douze médecins; il suivit même les conseils de ceux qui lui conseillèrent de faire arracher des dents; et pendant six ans ses douleurs ne firent que s'accroître. Enfin les souffrances sont atroces; le malade ose à peine quitter son lit; il me consulte; et bientôt, le mal calmé, je le guéris en quelque temps. Tel est ce fait, et, si je nommais les douze médecins, qui le traitèrent, ce seraient douze ennemis acharnés, parce que, malheureusement, en médecine comme ailleurs, l'amour-propre blessé ne pardonne pas à celui qui rend à l'existence un être qui implorait le savoir, l'expérience et les élans de l'humanité contre la mort.

4e *obs.* Chez le jeune Fournier, les douleurs étaient continues avec des redoublements qui conduisaient au désespoir; il lui semblait que les yeux s'enfonçaient dans la tête sous un poids énorme, que le nez pesait quarante livres, selon son expression. La moindre attention, le plus faible raisonnement augmentaient ces symptômes, et le rendaient imbécile ou niais. Il lui était impossible de se tenir debout. Ces douleurs redoublaient surtout pendant la nuit, et le malade n'osait se coucher sur le dos, parce que dans cette position, il lui semblait que toute intelligence s'éteignait, et qu'il ne pouvait plus relever la tête, à cause de la pesanteur ci-dessus mentionnée, et qui se faisait sentir à la fois sur le front, les yeux et le nez. Ce malade supporta de nombreuses saignées dérivatives, une foule de sangsues, des sétons, vingt vésicatoires à demeure, toute espèce de tortures médicales : le mal ne fit que s'accroître, et après neuf années de martyre, je l'ai soumis à la pratique d'une médication naturelle, et avec elle je lui ai appris à retrouver la santé.

5e *obs.* Lorsque je visitai M. Potelle, je le trouvai dans son lit, n'osant pratiquer le plus léger mouvement, dans la crainte d'accroître ses douleurs, qui, alors, devenaient atroces. Il était même réduit à l'impossibilité de pouvoir quitter cette position pour satisfaire aux besoins les plus impérieux, position qu'il n'avait pas quittée depuis quinze mois. Il était désespéré; il avait tout éprouvé : aussi, grande fut sa surprise, lorsque le cinquième jour du traitement, il put se lever et faire quelques pas dans sa chambre. La guérison eut lieu bientôt après, et il apprit ainsi que, dans cette maladie, les médications reçues sont absurdes.

6e *obs.* Chez Mme la comtesse de Martini les douleurs toujours continues se faisaient sentir autour des reins, au devant du bassin, et surtout dans l'intérieur de cette cavité. Il lui semblait pendant leurs redoublements si fréquents qu'une griffe de fer saisissait les organes malades, et qu'on les arrachait en exerçant des mouvements de torsion. Un pouls fréquent et petit, des lèvres presque violacées, un profond marasme, des cris douloureux pendant toutes les nuits, souvent des syncopes, ou l'horreur de la vie, tout annonçait que la maladie, déjà si ancienne, était à son dernier période. Parmi les hommes de l'art qui traitèrent cette malade, on comptait MM. Lisfranc, Jobert, Chomel et Marjolin; mais ce fut inutilement, le mal s'aggrava. On renonça encore au *brillant savoir de ces docteurs*, pour interroger notre frêle mérite qui, en peu de temps, a ramené la santé et fait oublier dix ans de douleurs, en jugeant le mal autrement que tous ces doctes.

7e *obs.* Chez M. Fo sé, la marche était à peine possible, souvent suspendue, et les douleurs avaient un type continu, avec des redoublements déchirants, surtout pendant la nuit. Le mal dura des années. Il s'adressa à M. Lisfranc, qui essaya de le calmer avec ses vésicatoires, ses sangsues, ses calmants, etc., mais sans succès, tandis qu'avec mon traitement, il ne souffrait plus en peu de jours, et guérissait en un mois.

Les névralgies causent souvent des phénomènes singuliers, et parfois bien dangereux. En voici un bel exemple: Une dame anglaise, placée au premier rang de la société, était sujette, depuis des années, à des névralgies qui avaient leur siége à la tête et aux pieds: ses souffrances étaient atroces. A une époque où elles étaient très-calmes, elles se manifestèrent un jour avec une certaine force, au moment où elle sortait de déjeuner; et tout à coup elle ne vit plus clair d'un œil, et vit double de l'autre. Je détruisis cette complication en une demi-heure, et par le moyen le plus simple et le plus inconnu à la fois.

J'ai guéri, dans le temps, une femme dont la jambe droite était devenue un tiers plus petite que l'autre par suite d'une névralgie.

Pour bien traiter cette maladie, il faut bien comprendre sa nature, suivre les mêmes principes que pour la gastrite; alors les succès sont faciles, et l'on en fait la conquête avec des armes différentes dans chaque cas pour ainsi dire. Ici comme ailleurs, la nature bien comprise conduit à des succès extraordinaires: mais ici, comme dans la gastrite, ou bien encore comme dans la syphilis, elle dérobe son génie avec tant d'adresse, que celui qui la saisit reste dans l'étonnement. Cependant, est-ce cette nature qu'on étudie? M. Potelle, esclave du *profond savoir* du docteur Fournier-Deschamps, Mme Martini de celui des Lisfranc, Jobert, Marjolin, Chomel; M. Stinger, de celui des Cruveilhier, Rayer, Andral, tous vous diront le contraire; tous vous apprendront que leurs médications ne sont qu'empiriques. Puis fiez-vous aux médecins impériaux ou royaux. Savez-vous quel a été jusqu'ici leur mérite? celui d'avoir leur tombe couverte de titres, sans qu'on puisse jamais trouver autour d'elle l'ombre d'une seule découverte utile à l'humanité. Que dis-je? Le dernier systématique qu'enfanta l'école de Paris, le docteur Broussais, naguère couvert d'honneurs, n'a déjà plus qu'une mémoire exécrée par le souvenir des tortures qu'il a appris à faire subir aux malades, et les victimes innombrables que son système a précipitées dans la tombe.

DES DOULEURS DE TÊTE
PÉRIODIQUES OU CONTINUES.

Ces douleurs, appelées par quelques-uns *spasme du cerveau*, par le plus grand nombre *cérébrite*, et confondues souvent avec la *migraine*, le *rhumatisme*, se caractérisent comme il suit. Les impressions sont fatigantes, l'attention légère répugne, et le malade éprouve sur le front une pesanteur pénible, qui n'était d'abord que passagère et devient continue et douloureuse. On ne saurait mieux comparer cette douleur qu'à celle qui résulte d'une constriction soutenue. Nuls pendant la nuit, ces symptômes s'exaspèrent plus ou moins pendant le jour, sous l'influence des impressions qui fixent plus ou moins l'attention des malades. La lumière la plus douce est pénible, le son le plus léger bruyant, l'odeur la plus suave accablante; la promenade la plus courte fatigante, le malade ne peut lire, écrire, converser ou réfléchir sans aggraver son mal; il recherche la solitude; la nuit est pour lui le plus grand bien, et le sommeil, objet de tous ses vœux, est le plus grand remède à ses souffrances.

Le médecin assimile cette maladie à des phlegmasies et la regarde comme incurable; ou bien, s'il doute, il essayera, et il vous soumettra aux vésicatoires, aux moxas et autres petits anodins qui ne font qu'accroître le mal: revers qui l'attend encore, s'il vous couvre la tête d'une vessie remplie de glace, ou s'il vous condamné aux opiacés, aux sangsues, aux saignées générales, à la diète et aux toniques. Nous qui avons l'orgueil de nous être très-sérieusement occupé de cette maladie, loin de regarder ces douleurs comme incurables, nous affirmons positivement que *du moment que l'on pratique nos principes, et que l'on modifie le traitemsnt selon les variétés des souffrances,* nous affirmons, disons-nous, qu'elles peuvent être diminuées en peu de jours, et guéries en peu de temps en général. Voilà notre opinion, et elle est basée sur quelques-uns des succès les plus importants que nous doivent Mlle Spinelli, marchande bijoutière, en face le Gr.-Théâtre, à Bordeaux; Mme Boissar, rue Dauphine, 25, à Bordeaux; M. Teycheney, marchand tailleur, quai de Royan, 150, à Bordeaux; Mme Anthaume, grande rue de Vaugirard, 38, à Vaugirard, près Paris; Mme Marchandon, bouchère, place Dauphine, 15, à Bordeaux; M. Cena, rue Folie-Méricourt, 28, à Paris; Mme Chapelle, boulevart des Italiens, 20, à Paris; M, Agnelet, place du Caire, 7, à Paris; M. Dubusc, rue Faub.-St.-Martin, 52, à Paris; l'épouse de M. Lefevre, fabricant de chandelles, rue St-Martin, 54, à Paris; M. Bienaimé, orfèvre, faub. de Namur, 432, à Bruxelles; Mme Caron, rue du Vieux-Abreuvoir, près la place Dauphine, à Saint-Germain-en-Laye; M. Chapuis, marchand de vin, rue du Chenil, 12, à Versailles; M. Gobelet, marchand de vin, rue du Faub.-St-Martin, 236, à Paris: M. Varin, coutelier, rue St-Pierre, 13, à Versailles; Mme Ratier, rue de la Paix, 58, aux Batignolles, près Paris; Mme Bretel, rue Pagevin, 10, ci-devant rue Montmartre, à Paris; M. Lefèvre, rentier, rue Saint Pierre, à Saint-Germain-en-Laye; Mme Bernier, rue Saint-Antoine, 157, à Paris; M. Vuibert, négociant, propriétaire, à Vouziers (Ardennes); M. Ferrand, rue de Charenton, 1, à Bercy, près Paris, etc.

Tous ces malades, en général dans l'âge viril, souffraient depuis long-temps, quelques-uns depuis quatre à cinq ans, d'autres depuis quinze à vingt ans, et se trouvaient dans l'état le plus grave.

DES PALPITATIONS

ET DE L'ANÉVRYSME DU COEUR.

Qu'un malade accuse des mouvements du cœur précipités, irréguliers, que rappellent les moindres émotions ou la marche la plus faible, et il sera atteint de ce que les auteurs nomment *palpitations*. Quelles sont les causes qui amènent ce trouble dans l'organe le plus important? Pourquoi cet organe s'émeut-il si facilement? Les auteurs sont muets sur ce sujet, et, par conséquent, ils méconnaissent la nature du mal. Etudiez au contraire l'ensemble de l'organisme, les rapports des organes entre eux, et certes vous leverez bientôt le voile, et avec cette connaissance vous saurez bientôt faire justice de cette affection, au lieu de l'aggraver à l'instar de nos classiques des facultés. Qu'un malade ressente des palpitations, que son pouls soit souvent irrégulier, qu'à ces symptômes se réunissent des oppressions, non-seulement en marchant, mais même lorsque l'on est debout ou couché; que l'on éprouve des étourdissements, et que le teint soit terreux, ou d'un rouge très-foncé, ou livide, en voilà plus qu'il n'en faut pour admettre constamment un anévrysme du cœur.

S'il arrive que les mouvements soient précipités et violents, vous aurez un *anévrysme actif*, c'est-à-dire que vous serez malade parce que le cœur se nourrit trop bien et qu'il acquiert ainsi un trop grand développement qui doit finir par vous tuer. Si au contraire le pouls est faible, irrégulier, confus même, et si l'oppression existe, vous serez atteint d'un *anévrysme passif*, c'est-à-dire que vous mourrez, parce que le cœur ne se nourrit pas, qu'il s'affaiblit ainsi de jour en jour, et qu'il doit finir par suspendre ses mouvements et avec eux la vie. Mais l'anévrysme actif ne peut-il pas devenir passif? On ne peut contester cette vérité, et alors que devient cette division? Ce qu'elle a toujours été, ridicule. Telle est l'opinion émise. Cependant si l'on eût réfléchi que le cœur et le cerveau sont intimement unis, que chacun d'eux réfléchit l'état de l'autre, que le second peut altérer les fonctions du premier sans que la trame de ce dernier soit désorganisée, et qu'indépendamment de cette influence le cœur peut en éprouver bien d'autres qui le placent dans le même état, on sentirait alors que cette maladie est mal précisée.

Pour bien connaître la nature de cette maladie, il faut, ainsi que je viens de le dire, être à même d'apprécier les rapports intimes du cœur avec le cerveau et remonter ensuite à l'ensemble de l'organisme. Il n'est pas de vérité plus réelle; mais il n'en est pas aussi de plus ignorée: ce qui est cause que l'on a admis que la maladie qui nous occupe était toujours incurable. Cette opinion est une erreur évidente, ce que prouvent quelques-uns des beaux succès que me doivent M. Loquier, commune de St-Martin, près Blaye; M. Coutant, rue des Fourreurs, 9, à Paris; Mme Chapelle, boulevart des Italiens, 20, à Paris; Mlle Marie Drey, rue de la Croix-de-Fer, 4, chez Mme Harel, à Rouen; Mme Labarre, à Veymars, près Louvres, aux environs de Paris; M. Langlois, horloger, rue du Temple, 26, à Paris; Mlle Héloïse Lodé, à Magny, près Paris; M. Regnault, fabricant, rue de Caudebec, 29, à Elbeuf; M. Saint-Amant, rue du Nord, maison Hervé, à Elbeuf (Seine-Inférieure); M. Cattelle, propriétaire, rue Saint-Germain-l'Auxerrois, 30, à Paris; Mme Fort, même demeure; M. Varin, coutelier, rue Saint-Pierre, 13, à Versailles; Mme Ratier, rue de la Paix, 58, à Batignolles, près Paris; Mme Mérand, rue Pierre-Lescot, 15, à Paris; Mme Mailly, jardinière, à Boissy, près Gonesse, aux environs de Paris; M. Chybon, meunier, à Silly-le-long, près Dammartin, environs de Paris (Oise); M. Carrabas, teinturier, rue des Bourdonnais, 18, à Paris; M. Laurent, rue aux Ours, 3, à Paris; M. Morette, rentier, à Vulhaine, près Fontainebleau; M. Lefèvre, rentier, rue de Pontoise, 19, à Saint-Germain-en-Laye; M. Ferrand, rue Charenton, 1, à Bercy, près Paris; M. Grandine, rue Saint-Denis, 368, à Paris; Mme Prévot, march. de vins, place de l'Hôtel-de-Ville, 13, à Paris; Mme Moreau, marchande, à Paimpol, par Saint-Brieux; M. de Hersan, homme de lettres, demeurant jadis à Caen; M. Flouquet, rentier, rue Montorgueil, 19, à Paris, etc., malades dont plusieurs d'entre eux avaient leur maladie compliquée soit d'un catarrhe pulmonaire, soit d'une gastrite ou hypochondrie.

Tous ces malades souffraient depuis des années. Quant au degré du mal, il était très-grave chez tous: plusieurs gardaient le lit, quelques-uns avaient les jambes engorgées, et presque tous avaient été traités inutilement par des médecins attachés aux hôpitaux ou à la Faculté de Médecine de Paris. Ainsi M. Régnault avait été traité par MM. Blanche et Flaubert à Rouen; Mlle Marie Drey, par une foule de médecins de cette ville; Mme Duval et M. Flouquet, par M. Fouquier; M. Laurent, par M. Broussais; M. Grandine, par M. Andral; Mme Provot, par M. Fouquier; M. G..., fils, par M. Bouillaud, etc. Ainsi, les maladies du cœur ne sont pas comme on voit incurables; et, pour bien les traiter,

Il faut agir comme pour la gastrite, suivre des principes naturels et alors les succès vous arrivent même lorsque les malades sont sur le bord de la tombe, ce que prouvent les beaux faits que je viens de rapporter ainsi que cent autres dans mon ouvrage, intitulé *Supériorité du Traitement naturel* dans les maladies chroniques, *ou recueil d'observations sur ces maladies, dont je vais extraire les suivantes.*

1re *obs.* Le fait qui suit est des plus important. Mme Duval accusait depuis long-temps des symptômes d'anévrysme actif selon tous les auteurs, et enfin vers le mois de décembre 1840, le mal s'aggrave encore. Son médecin ordinaire fait faire plusieurs fortes applications de sangsues, pratique trois saignées, applique la glace sur l'épigastre, prescrit des boissons à la glace, couvre les extrémités inférieures de sinapismes, les cuisses de vésicatoires, prodigue les potions calmantes, etc. Le mal s'aggrave de jour en jour : le cœur précipite davantage ses contractions, la toux est continue et violente pendant la nuit, l'expectoration augmente et l'oppression est encore plus forte. On appelle M. le docteur Fouquier, *professeur à la Faculté de Médecine et premier médecin du roi.* Le docteur Fouquier appliqua ses oreilles tantot sur un point, tantôt sur un autre de la poitrine, étudia les mouvements de l'air dans cette cavité, puis il conclut que son obscur collègue avait bien *précisé la maladie; qu'il existait une maladie du cœur et un engorgement* des poumons; que le traitement avait été *rationnel* et qu'il fallait revenir encore aux sangsues, à la glace que l'on avait abandonnée; à la saignée encore si le mal empirait; il ordonne la digitale, etc. Le mal fit des progrès; et enfin l'on m'appela quand la malade était dans l'état désespéré que voici : elle ne quittait plus son lit, où elle se tenait constamment assise, la tête penchée en avant; l'oppression continue était accablante, la respiration courte et accélérée; le cœur battait avec rapidité, la malade accusait des palpitations violentes et continues. Il était facile de reconnaître la violence de ces mouvements d'après la simple inspection de la poitrine, mouvements qui étaient aussi très-sensibles aux creux de l'estomac. Le pouls était en harmonie avec ces battements; il était dur, très-fréquent et petit. La malade accusait une toux fréquente le jour, continue, avec redoublement par quintes extrêmes pendant la nuit, une expectoration de mucosités rares, des vomissements journaliers; elle montrait un teint violet, la maigreur du cadavre, des yeux légèrement vitreux; l'insomnie accompagnée du délire ne cessait plus, la voix était enrouée, et l'on n'entendait que des gémissements, ou des cris de suffocation. La malade, toujours agitée ou dans des convulsions, portait souvent sa main sur le côté du cœur, et semblait s'éteindre en faisant des efforts pour dilater la poitrine et mieux respirer. Tout était désespéré. J'ai été appelé dans ces circonstances et j'ai jugé la maladie différemment des doctes précédents, sans toucher le pouls, ni même inspecter la langue. C'est ainsi que j'agis; l'expérience justifie ma marche, et Mme Duval a retrouvé insensiblement la santé. Ainsi, docteur Fouquier, vos oreilles courtes ou longues, n'importe, ne sont pas de précieux instruments pour préciser nos maux. Ensuite vos sangsues, vos saignées, votre glace, votre digitale, vos calmants ne sont que de vieux remèdes dont les malades sont loin de se louer, et ce fait comme bien d'autres que je vous cite, est une preuve qu'on n'acquiert jamais le titre de professeur dans une Faculté parce qu'on guérit mieux que ses confrères, et que si vous êtes le premier médecin du roi, certes vous n'étes pas le premier médecin du royaume.

2e *obs.* Mme Provot accusait aussi des palpitations violentes, des oppressions et des étourdissements, une horreur indicible pour la nourriture et des bâillements pendant lesquels elle suffoquait. Tel fut long-temps l'état de cette malade; et M. le professeur Fouquier fut-il heureux ici avec la saignée, la diète et les rafraîchissants? Le mal s'accrut, et si nous avons guéri Mme Provot, aucuns vous diront néanmoins que celui qui guérit les malades abandonnés est toujours un médecin inférieur à celui qui ne les guérit pas; et cela n'a rien qui m'étonne, car j'ai foi dans certain mylord qui disait qu'à la cour le carrosse de Sa Majesté peut être son premier ministre, et son cheval son premier médecin.

3e *obs.* Depuis long-temps M. Regnault accusait des symptômes de sa maladie. Vers le 6 décembre 1839, après avoir pris un bouillon, il éprouva des étouffements violents, des renvois en masse et des battements de cœur convulsifs par saccades. Ces symptômes avaient été précédés depuis trois semaines de douleurs rhumatismales dans la jambe et le bras gauches Un médecin lui prescrivit une infusion de feuilles de digitale edulcorée avec du sirop de valériane, pratiqua une saignée, et le médecin ne fut pas encore heureux. M. Regnault profite du peu de forces qui lui restent pour se rendre à Rouen, afin de consulter des praticiens, et s'adresse d'abord à M. Flaubert, chirurgien, qui écrivit en tête de sa consultation : *Palpitations, éblouissements, délire*, etc., et qui prescrivit pour traitement l'orangeade, une tisane de carottes et de feuilles de chicorée et un cataplasme de mie de pain sur le ventre pendant la nuit. Le malade s'adressa ensuite à M. le docteur Blanche, qui écrivit en tête de sa consultation : *Troubles légers de la sécrétion biliaire*, et qui ordonna dix sangsues, une pilule à jeun d'extrait de taraxacum et de calomel, l'eau de Vichy coupée de bordeaux aux repas et un régime composé de viandes blanches et de légumes. Le 20 janvier 1838, le malade peut à peine en dix heures digérer un léger potage par jour, les palpitations diminuent, et le malade se sent mourir. Il appelle un médecin nouveau qui juge différemment le mal, et qui prescrit pour régime les viandes rôties, pour boisson l'eau ferrugineuse coupée avec du bordeaux, et de plus les teintures de mars, de kina et le sirop de kina mélangés. Avec ce traitement les battements de cœur revinrent violents ou convulsifs, les douleurs de tête plus vives encore, d'autres douleurs se firent sentir avec force à l'épigastre, les dernières s'étendirent jusqu'aux reins : la maladie atteignit sa plus grande période. Voilà une bien faible idée de la maladie de M. Regnault, et maintenant disons un mot de la médication. M. Flaubert veut guérir des palpitations avec de la carotte et de la chicorée, comme M. Marjolin prétend guérir la gastrite avec du caille-lait, et s'ils ne réussissent pas, c'est sans doute parce que la nature est trop sublime dans le génie de nos maux, et que les chirurgiens normands et lorrains prescrivent pour de grands maux de petits remèdes. M. Blanche n'a pas la même prunelle que M. Flaubert, car si le premier ne remarquait que palpitations, le second ne voyait que sécrétions biliaires. Celui-ci voyait-il bien? Jugez, lecteur! S'il faisait dépendre tous les symptômes des troubles des fonctions du foie, ne pourrait-on pas faire dépendre à son tour ces mêmes troubles de ceux des fonctions du cœur ou de l'estomac? Hélas! Si M. Blanche éclaircissait ce sujet, je m'inclinerais jusqu'à ses pieds. Quand il s'agit de guérir des palpitations, les insomnies, vous trouverez donc à Rouen le remède à vos maux dans la mie de pain, et dans les carottes de votre jardin, toujours selon M. le chirurgien normand; et, selon M. Blanche, pour dissiper des troubles des sécrétions biliaires, vous trouverez le remède dans le bordeaux qui irrite, et dans les sangsues et les viandes blanches qui calment. Il paraît que dans la belle Normandie, la médecine a l'œil louche comme à Paris.

Mais revenons à M. Regnault. Je lui donnai mes conseils au mois de juillet 1839, et, plus tard, il m'écrivit : « En cessant de suivre votre traitement, j'éprouve le bien sincère et pressant besoin de venir vous marquer toute ma gratitude pour le bien que vous m'avez fait. Je suis heureux maintenant, monsieur, et mon bonheur doit être grand, puisque long-temps j'ai cru avoir perdu la santé pour ne plus la retrouver. Mais, grâce à vous, à votre science, qui a si bien précisé mon mal, il en a été autrement. Quelle différence et quelle distance il existe donc entre le savoir d'un médecin et celui d'un autre! Le premier ne met qu'un mois à me conduire un pied dans la tombe!.... Vous, monsieur, il ne vous a fallu guère que ce temps pour me rendre la santé! Oui, monsieur, et tous ceux qui ont eu les yeux ouverts sur moi en ont été étonnés. Ces douleurs horribles, ces suffocations où la vie est menacée, ces palpitations effrayantes, suivies d'un tremblement non moins effrayant encore; ces étourdissements, pendant lesquels je pouvais à peine marcher, ces tintements d'oreilles à étourdir, cette agitation presque constante, ces insomnies presque continuelles, ces malheureux rêves, enfin toutes ces nuits de sueurs abondantes, etc. : tout cela a disparu en aussi peu de temps pour faire place à l'embonpoint et à la fraîcheur que je possédais auparavant! Merci donc, monsieur, merci de toute la force de mes sentiments pour un aussi grand bienfait. Ma reconnaissance sera aussi sincère et durable envers vous que votre science a été divine pour moi. » Tel est le langage noble de M. Regnault; et si l'amour de la véritable médecine s'éteignait sur la terre, ce seraient des êtres pareils qui le ranimeraient, et qui seraient les plus grands bienfaiteurs de leurs semblables.

4e *obs.* Étudions encore le génie du docteur Fouquier, toujours premier médecin du roi. M. Flouquet accusa des malaises généraux, des palpitations, etc. Il se confia à des médecins qui le soumirent aux saignées, aux sangsues, aux antiphlogistiques, etc.; le mal persévéra et s'aggrava de jour en jour. Après avoir éprouvé longuement et philosophiquement les médecins ordinaires, M. Flouquet crut mieux faire en appelant le docteur Fouquier. Celui-ci ne reconnut qu'un anévrysme du cœur, comme tous les médecins précédents, et comme ceux-ci il prescrivit les saignées, les sangsues et la digitale. D'abord il fit saigner le malade tous les deux mois, puis tous les mois, enfin tous les vingt jours, et la dose de digitale fut augmentée progressivement. Le mal ne fit que s'aggraver encore et, après avoir éprouvé long-temps le savoir de son docteur, M. Flouquet accusa des battements violents du cœur, une oppression parfois affreuse, des étourdissements voisins de l'apoplexie, un marasme complet et des syncopes fréquentes, derniers biens que la nature nous prodigue pour nous voiler les horreurs de la mort qu'engendrent presque toujours la civilisation, le plus souvent le médecin et rarement la vieillesse. Tel était M. Flouquet, sortant des mains d'un docteur professeur à la Faculté, premier médecin du roi. M. Flouquet prit alors le parti de se confier à moi, et je le guéris.

Quant à Mlle Marie Drey, que les médecins de Rouen traitaient comme atteinte d'un anévrysme du cœur, je vais la laisser raconter elle-même sa position dans une lettre qu'elle m'a écrite en réponse à celle où je l'avais priée de me tracer l'histoire de sa maladie. J'en fais imprimer la partie la plus intéressante telle qu'elle m'est parvenue.

« Monsieur,

» Avant de vous faire part du succès que je vous dois, je vous donnerai quelques détails sur le passé. Il y a neuf ans, j'ai été atteinte d'une maladie très-grave : les palpitations de cœur et l'oppression se sont fait sentir avec violence. Tout a été mis en usage : sangsues, saignées, vésicatoires, cautères, moutarde aux jambes, etc.; digitale, chiendent, feuilles de bourrache, feuilles d'oranger, tilleul, lierre terrestre, etc., etc. Après tous ces traitements, et quantité d'autres que je passe sous silence, j'ai été abandonnée de tous les médecins de Rouen les plus en réputation. Depuis six mois, l'oppression et les palpitations étaient continuelles; toutes les semaines j'éprouvais des convulsions qui me brisaient tellement les membres que j'étais trois ou quatre jours sans pouvoir remuer. Plus de repos! plus d'appétit! Mon état était ainsi désespéré, quand j'ai eu le bonheur de m'adresser à vous. J'ai suivi exactement vos remèdes, et le neuvième jour j'ai ressenti une amélioration sensible. Tout symptôme de ma maladie a disparu. O merveille admirable de votre science! en peu de temps j'ai recouvré la santé, la fraicheur et l'embonpoint, et je me trouve dans l'heureuse position de reprendre mon travail : autant de bienfaits dont je vous suis redevable, etc.

» MARIE DREY. »

Nous venons de voir que Broussais et ses apôtres sont étrangers aux connaissances réelles des maladies du cœur, et si sur ce terrain nous étudions le savoir du professeur Andral, que verrons-nous en lui? un homme qui suit les idées qui surgissent, mais sans jamais les approfondir, ce que prouvent ses écrits et le fait suivant. M. Glandines accuse des palpitations violentes, des oppressions pendant lesquelles il lui semble que la vie s'éteint; avec ces symptômes existent des vertiges, et souvent un anéantissement général, qui simule momentanément la paralysie. Après six ans de souffrances, il consulte M. Andral; mais le docteur a reçu sur les doigts; il a chanté faux en chantant en patois du Quercy les Pinel, les Broussais; vite, pour être toujours dans le progrès, il s'est affublé de notre bonnet, qui tient un tantinet du bonnet de Phrygie, et vite il a donné sur la côtelette, dans le bouillon gras et le bordeaux, le tout mélangé avec une infusion de fleurs de tilleul et d'oranger. Pendant trois mois M. Glandines suivit religieusement le traitement de M. le professeur Andral, et le malade guérit sans doute? A la fin du troisième mois, le malade était mourant. Mais, docteur Andral, ne vous découragez pas; on n'est pas maître au premier coup. Faites-vous soutenir dans votre nouvelle marche par le bras vermoulu du politique jadis si creux de votre famille; faites-vous louanger en pleine académie par votre parent Royer-Collard, l'amateur par excellence du pathos médical, et bientôt vous cesserez d'être en lisière, et pour la troisième fois vous serez un astre médical. Hélas! heureux les peuples qui enfantent de tels prodiges, et heureux les rois qui les appellent à leur cour,

Les maladies du cœur, telles qu'on les considère, ne sont pas, comme on voit, incurables; et si Corvisart fit très-peu pour la science, croyez-vous que depuis ce médecin impérial, qui dut toute sa réputation à son esprit de courtisan et non à son génie; croyez-vous, dis-je, que d'autres médecins auront fait mieux? Les malades qui précèdent vous diront que non, ce qui n'est pas étonnant quand partout on est esclave, non de l'expression réelle de la nature, mais des systèmes qui furent toujours le fruit des faibles d'esprit et l'opprobre de la raison, ce dont nous fournit l'exemple M. le docteur B......, professeur à la Faculté.

On a cru, par l'usage du stéthoscope, préciser mieux les affections cardiaques; mais là où Laennec dit oui M. Bouillaud dit non; et sur le même sujet, même désaccord entre lui et son rival, le professeur Piorry. La médecine physique, naguère pâle est bleue aujourd'hui : l'expérience l'a tuée. Ici, comme les autres organes, le cœur, troublé dans ses fonctions par des causes différentes, réfléchit les mêmes symptômes, et par la médecine physique ou le stéthoscope, appréciez-vous cette différence de causes, qui, ignorée, vous rend funestes aux malades? Non, sans doute; les malades cités plus haut prouvent cette vérité. Au reste, prenons le docteur Bouillaud sur son propre terrain. Un jeune homme, M. G..., éprouve de forts battements de cœur; le docteur Bouillaud, consulté, ne reconnait qu'un anévrysme actif du cœur; le jeune homme reste à Paris sous les yeux de son médecin pour arriver plus vite à la santé; et que devient l'anévrysme par la diète, les sangsues, les deux onces de pain quotidien? Il s'aggrave. Nous sommes consulté à notre tour, et le jeune homme applaudit en peu de temps à notre traitement.

Tel est ce traitement; mais la médecine n'étant qu'une œuvre empirique, nécessairement les connaissances des maladies du cœur sont absurdes, et le traitement qui en dérive barbare. Il fut d'abord imaginé par deux empiriques italiens, Valsalva et Albertini. Selon ces deux inspirés, il n'existe pas de meilleur moyen pour guérir tous les anévrysmes du cœur que *de réduire le malade, par des saignées multipliées et une diète rigoureuse prolongée, à une faiblesse telle qu'il lui soit à peine possible de lever les mains de dessus son lit; à le tenir long-temps dans cet état syncopal, et à ne lui rendre des forces que lorsque les mouvements du cœur sont libres ou à peu près.* Avec cette méthode, on compta pour des succès tous ceux qui ne mouraient pas vite.

Corvisart adopta entièrement les opinions de ces fameux charlatans et académiciens bolonais, il fut un barbare comme eux, et pendant que le maître qu'il s'était donné inondait l'Europe de sang, il peuplait les cimetières. Broussais ne sortait pas de cette opinion, et le docteur Bouillaud dépassant les idées de ce dernier, crut mieux faire en inventant des saignées *coup sur coup* ou *jugulantes*, et c'est dire que le traitement fut plus dangereux encore.

Tel a été le traitement admis jusqu'à l'époque de ma pratique; et, comme à part quelques palpitations, on ne voit que des anévrysmes dans toutes les affections du cœur, on sent combien cette théorie a été funeste à l'humanité. Au reste, ne soyons pas surpris de ces erreurs, l'homme n'ayant pour ennemi que l'homme. Il faut admettre pour les expliquer que les médecins sont à leurs semblables ce que les éperviers sont aux perdreaux, avec cette différence qu'ils les tuent et qu'ils ne les mangent pas.

DE LA FOLIE.

Pour apprécier en général cette maladie, il faut agir ici comme dans les autres cas morbides, remonter à l'état du cerveau et à ses rapports.

Si, d'après ces données, on sent que les folies sont immenses, on comprend que chacune d'elles exprime sa nature avec autant de simplicité que les autres maladies. Les individus qui voient les objets doubles ou renversés, ou qui détestent leurs enfants qu'ils ont tant aimés, peignent leur mal avec autant d'énergie que l'estomac accuse des vomissements; et certes, la femme qui vient vous supplier de ramener chez elle l'amour maternel, n'est pas moins coordonnée dans ses idées que celui qui vous appelle pour le saigner quand le sang l'étouffe. Le brave et le poltron, comme l'artiste et le banquier, payent tribut au suicide, et si vous étudiez les circonstances dans lesquelles l'homme doit vivre pour être heureux et celles où il se trouve, certes, il vous sera facile de comprendre cette maladie comme aussi d'expliquer pourquoi elle est si fréquente de nos jours chez l'homme, et si rare chez les animaux. Ainsi la folie, telle que je la considère, n'est pas mystérieuse, elle dit elle-même sa nature, elle indique aussi sa médication comme les autres maladies, et c'est faute de la comprendre qu'on la juge très-rebelle ou incurable en général. Livré surtout à l'étude des maladies nerveuses depuis des années, j'ai été à même plus qu'un autre d'apprécier cette maladie, et les belles cures obtenues chez les malades qui éprouvaient les idées les plus bizarres qui les fatiguaient sans cesse, qui croyaient entendre des voix accusatrices, voir des voleurs et les poursuivre, qui étaient dominés par la croyance que toutes leurs actions étaient coupables, que l'enfer les attendait ou qu'ils périraient de faim, ou bien encore que la peur dominait sans cesse, ou qui ne rêvaient que suicides, ne me laissent nul doute sur cette opinion. Oui, les faits à la main, la folie est loin d'être une maladie incurable en général, et jamais elle ne doit être aussi rebelle qu'on l'a publié partout. Pour s'en convaincre, nous dirons au lecteur de demander des renseignements à M. Dimps, ex-greffier à Coulommiers, qui nous a prié de publier sa guérison, afin de donner la mesure du savoir médical dans cette maladie, et de servir ceux qui souffrent.

La folie demande un traitement qui varie comme elle; mais comme c'est un protée qui prend mille formes diverses, il semble d'abord qu'on ne sait de quelles armes se servir pour le combattre. C'est là l'erreur ordinaire, et cette erreur se dissipe du moment qu'en saisissant le plan général de la nature, on apprend à connaître par le mal même les moyens dont on doit s'emparer pour le détruire, et arriver ainsi à des résultats heureux et immenses. Dans la pratique, on se conduit autrement, on n'obéit qu'à la routine; on ne reconnaît que le traitement ordinaire, les débilitants, les dérivatifs, les pédiluves chauds, les sinapismes et les purgatifs; pour une maladie si variable, il n'existe qu'un seul mode de traiter; et puis serez-vous étonné qu'elle soit si grave et si rebelle? En un mot, la folie réfléchit à la fois les désordres intellectuels du malade et tous les travers de l'esprit du médecin, quand il s'agit de la faire comprendre, ou de la détruire, ce que prouve surtout M. Esquirol dans son ouvrage sur cette maladie; et *se dire son élève pour capter la confiance du public, c'est avouer qu'on est comme le maître, un pauvre homme en médecine.*

DES ÉTOURDISSEMENTS,

DE L'APOPLEXIE ET DE LA PARALYSIE.

1° *Des étourdissements et de l'apoplexie.*

Dans les étourdissements, le malade accuse, par moment, un état obtus de l'intelligence, des idées lentes, un regard hébété, un affaissement marqué dans la vue et l'ouïe, quelquefois dans l'odorat; le toucher n'a plus d'action précise; les mains sont comme engourdies et roides, les mouvements des pieds sont plus enrayés encore; le malade chancelle; tout est confus autour de lui, il ne peut se conduire seul; la langue est déviée à droite ou à gauche, et la parole difficile.

Cette maladie varie beaucoup, parfois elle continue avec des redoublements, et peut durer ainsi des années.

Pour tous les médecins actuels, tous ces étourdissements sont autant de congestions sanguines du cerveau, quel que soit l'état du malade; et que dit l'expression des symptômes? qu'ils confondent des congestions, des phlegmasies avec d'autres maladies.

Supposez que tous ces étourdissements deviennent continus avec redoublements par moments, que le malade éprouve des symptômes plus graves, qu'il soit renversé à terre par moments, ou bien que la figure devienne rouge, plus volumineuse; que le malade ait l'intelligence comme presque anéantie, que ses mouvements soient impossibles ou presque nuls, qu'il soit étendu sur son lit ou à terre, et vite, selon tous les auteurs, vous aurez là une extension des étourdissements, c'est-à-dire une *apoplexie*. Si les symptômes disparaissent et reviennent même en tournant la tête sur son oreiller, de gauche à droite ou de droite à gauche, vous aurez encore, selon les auteurs, autant d'attaques d'apoplexie.

Cette maladie est presque commune, et comment est-elle considérée par les auteurs? comme incurable; surtout lorsqu'elle s'est renouvelée plusieurs fois, et à plus forte raison quand elle est ancienne. Mais auraient-ils admis cette opinion s'ils avaient tenu compte de l'ensemble des symptômes, de l'état organique du cerveau et de ses rapports propres et généraux? Non sans doute. Ils ont agi ici comme dans toutes les autres maladies, ils n'ont qu'observé grossièrement la maladie; ils ont toujours méconnu cette vérité que la nature produit des maux en apparence identiques, mais différents sous le rapport des causes ou de quelques caractères propres, et dès lors, confondant tout, ils ont précipité leurs malades dans la tombe. Non, les étourdissements, l'apoplexie, ne sont pas ce qu'on les fait; et en formulant toujours d'après la nature du mal, certes on obtient vite une amélioration sensible et presque toujours la guérison, même dans les cas les plus graves: ce que prouvent les quelques succès qui suivent, obtenus dans les cas les plus extrêmes, et que me doivent MM. Chybon, à Silly-le-Long, près Dammartin (Oise); Laurent, rue aux Ours, 3, à Paris; M. Morette, rentier, à Vulhaine, près Fontainebleau; M. Lefèvre, rue Saint-Pierre, à Saint-Germain-en-Laye; Mme Provot, place de l'Hôtel-de-Ville, 13, à Paris; M. Vulbert, négociant et propriétaire, à Vouziers (Ardennes); M. Ferrand, rue Charenton, 1, à Bercy, près Paris; M. Glandines, rue Saint-Denis, 349, à Paris; M. Dubus, rue du Faub.-St.-Martin, 52, à Paris; Mme Grenneval, place de Grève, 9, à Paris; M. Hamelin, à Plaisir, près Nove-le-Château, environs de Paris; Mme Lamarre, à Champs-en-Brie, près Lagny, près Paris; M. Soreau, horloger, rue des Arcis, 4, à Paris; Mme Lepage, marchande, à Nant-uil-le-Haudouin; Mme Nicolas, rue de Fourcy-St.-Martin, 2, à Paris; M. Gobelet, M. de vins, rue du Faub.-Saint-Martin, 236, à Paris; M. Rolland, rue des Amandiers-Popincourt, 14, à Paris; M. Boyer, rue Notre-Dame-de-Nazaret, 23, à Paris; etc., malades dont plusieurs sont déjà cités ailleurs, et qui tous accusaient les symptômes les plus graves.

M. N***, curé de H...-les-B..., encouragé à me consulter par un confrère que j'avais guéri d'une violente gastrite, m'écrivit sa position en septembre 1844. Il se plaignait de bourdonnements continuels depuis 18 ans, et qui, dans le principe, avaient causé une surdité complète pendant deux mois. Le mal persévéra, les voies digestives s'affectèrent à leur tour, les tintements des oreilles devinrent permanents, le malade accusa une chaleur intense à la figure, la surdité se manifesta de temps en temps, les étourdissements firent des progrès, des chutes eurent lieu; à l'époque où il m'écrivit, les chutes se multiplièrent jusqu'à trois à quatre fois en huit à dix jours, et elles furent effrayantes par leur intensité. Le malade tombait de toute sa hauteur, il lui semblait qu'il était entraîné par une force irrésistible qui le forçait à pencher sa tête en arrière, tout tournait autour de lui, et il éprouvait souvent de graves contusions à la figure. Je lui donnai mes soins, quelques semaines après il était mieux; mais un dimanche, en chantant l'évangile de la grand'messe, il se trouva comme renversé par un étourdissement subit; il se cramponna à l'autel, et il évita ainsi la chute complète. Pendant que ce vertige agissait sur lui, il était courbé, il lui semblait que l'église s'enfonçait, que l'autel pesait sur sa tête, et qu'il écroulait sur son corps: selon son expression, ce vertige fut pour lui comme un coup de foudre. Quelques jours après, il éprouva les mêmes symptômes, et il ajoute que sa position est telle, que s'il tournait sa tête brusquement à droite ou à gauche, il tomberait brusquement. Au mois d'avril 1843, le malade, qui n'éprouvait plus que des étourdissements violents au lieu de chutes, accusa un désordre plus grand dans les voies digestives, et des étourdissements bien moins graves. M. N*** reste huit semaines sans la moindre souffrance, et ses paroissiens se trouvaient étonnés, m'écrit-il, de son retour à la santé. Enfin, il me demande quelques conseils, et il finit sa lettre comme suit: « Soyez comme vous l'avez toujours été, le consolateur de celui qui ira vous remercier, j'espère cette année, de toutes les bontés que vous avez eues pour lui: si vous saviez combien une lettre aimable de vous console, et les idées réparatrices et favorables qu'elle procure au malade! » Plus tard il remplissait toutes les fonctions de son ministère, et quelle était ici l'erreur des médecins qui ne combattaient le mal qu'avec les sangsues, la diète et les sinapismes d'abord, et plus tard avec les viandes, les toniques, sans jamais arrêter les progrès du mal? Celle qui leur est toujours familière, de méconnaître l'étendue du mal, de prendre la partie pour le tout, et d'être ainsi plus nuisibles qu'utiles.

Chez un autre prêtre, M. F***, à C..., les étourdissements et les chutes étaient plus graves que chez le dernier malade; il me consulte et il me demande s'il faut renoncer à son ministère, qu'il n'exerçait déjà plus depuis long-temps. Enfin il est guéri, il me consulte sur quelques faibles étourdissements qui restent encore et il ajoute: «Il n'y a que vous, mon cher monsieur, qui relevez mon moral; j'ai en vous une confiance illimitée, et votre ascendant sur moi est si puissant, que si vous me disiez, comme Jésus au paralytique: Lève-toi et marche, je crois que je le ferais, si j'étais comme le malade de Jésus. » Quelques temps après, ce prêtre si spirituel remplissait les devoirs de son ministère.

M. Dubus était dans un état très-grave, il ne pouvait regarder en haut, à droite ou à gauche, sans craindre de tomber aussitôt à terre. La moindre attention soutenue était impossible, la parole très-lente, souvent difficile, et sa marche, celle en quelque sorte d'un homme profondément ivre qui rase les murs pour s'arrêter à de courtes distances. Il éprouva tout, et il ne guérit que par le traitement naturel.

M. Rolland était tel, par suite de ses étourdissements, qu'il ne pouvait même rester assis quelques instants dans son lit sans se renverser aussitôt. Il avait aussi connu toutes les médications, et le traitement naturel seul le guérit.

Mme Grenneval accusait tous les symptômes des étourdissements les plus graves, et parfois tels, qu'alors on l'étendait sur son lit. Dans ces cas, la figure devenait d'un rouge foncé, acquérait un volume immense; toute intelligence semblait anéantie; les extrémités étaient froides, et le pouls un peu large et accéléré. Ces accès se répétaient souvent, c'étaient pour tous les hommes de l'art autant d'attaques d'apoplexie; et ils la martyrisèrent long-temps sans le moindre succès, tandis qu'entre nos mains elle retrouva rapidement la santé.

Cette maladie a ses variétés comme les autres: l'une d'elles, la plus importante, est celle où ces prétendues attaques d'apoplexie sont accompagnées d'hémorrhagies nasales abondantes qui se renouvellent tous les mois ou toutes les six semaines. J'ai rencontré un malade qui, depuis dix ans, était atteint de cette maladie ainsi compliquée, et que l'on saignait toutes les six semaines ou tous les deux mois, afin, disait-on, d'éviter l'apoplexie, malade qui n'en guérit pas moins vite par le traitement naturel.

J'ai dit que tous ces malades étaient dans l'état le plus grave; mais je dois compter surtout un confrère que j'avais guéri, et M. Vuibert, dont je crois devoir rapporter l'histoire.

M. Vuibert, souffrant depuis vingt ans, accusa d'abord des étourdissements. Cette maladie s'accrut à la longue; les symptômes devinrent plus fréquents et plus prononcés; avec eux se manifestèrent des nausées, et il ne tarda pas à craindre des chutes, qui finirent par se réaliser. Appelé par son commerce dans les villes environnant Vouziers, telles que Sedan, Charleville, Mézières, Rethel, partout il fut surpris par des étourdissements violents et autant de chutes, pour lesquelles on courait chez les médecins les plus voisins, qui, tous, ne virent dans cette maladie que des attaques d'apoplexie, et le traitèrent par conséquent par la diète, les saignées et les sinapismes. Cette maladie, d'abord compliquée de nausées, le fut bientôt de vomissements qui duraient jusqu'à trois heures sans discontinuer. Enfin, à l'époque où il me consulta, il accusait des étourdissements journaliers, souvent l'impossibilité de se tenir debout sans appui, des chutes très-fréquentes, une espèce d'ivresse continuelle, des vomissements accablants et des pertes de connaissance, lors même qu'il était couché et qu'il remuait la tête sur son traversin. M. Vuibert consulta contre les attaques de cette maladie une foule de médecins, soit de la province, soit de la capitale; le mal fit toujours des progrès; et, consulté à mon tour lorsque la mort était imminente, j'ai diminué la maladie en trois jours, et rendu M. Vuibert à la santé en un mois. Puis des médecins et leurs amis publient des injures contre moi et blâment les malades de se laisser guérir. Que de Baziles en médecine!

Le traitement ordinaire de cette maladie consiste dans des saignées abondantes, les sangsues derrière les oreilles, la diète, les limonades, les corps froids sur le front ou la tête, les vésicatoires, les purgatifs, etc. Mais dans l'apoplexie les étourdissements varient, le traitement est donc loin d'être toujours efficace, ou plutôt il est souvent dangereux, puisque j'ai de nombreuses preuves que des malades attaqués de simples étourdissements, ayant subi le traitement que je viens d'indiquer, ont éprouvé, subitement après la saignée, des hémiplégies ou des paralysies générales. Ainsi, pour éviter ces dangers, l'on doit varier les moyens curatifs selon la variété d'apoplexie ou d'étourdissement.

2° *De la paralysie.*

Ici tout est simple; ou la sensibilité est diminuée ou éteinte en partie, ou complètement, ou bien la faculté de se mouvoir présente le même état de symptômes, qui trop souvent se trouvent encore réunis tous les deux à la fois. Tantôt la maladie s'étend à la moitié du corps, et alors elle est dite *hémiplégie;* tantôt elle n'embrasse que les membres inférieurs, et alors elle est appelée *paraplégie:* ou bien enfin elle est bien plus rétrécie et on l'appelle *paraplégie local* ou *névrite*. Jadis on ne faisait que décrire vaguement cette maladie, et cela s'appelait connaître la maladie, qui n'en restait pas moins ignorée. De nos jours on a cru mieux faire en cherchant à connaître la nature de cette maladie, et tous les médecins modernes sont d'accord pour regarder toutes les paralysies comme l'effet de l'inflammation du système nerveux, soit qu'on la considère au cerveau ou dans la moelle épinière, ou dans les cordons nerveux. Ici, l'on n'a fait qu'adopter Broussais, de ridicule mémoire. Si l'on eût, au contraire, réfléchi, pour arriver aux connaissances de ces maux, que dans le principe l'économie est tout entière dans la vie organique; que tous les tissus organiques sont doués d'une sensibilité qui leur est propre, indépendamment de celle du système nerveux; que la sensibilité animale s'éteint avant la sensibilité végétale lorsque l'on meurt de vieillesse; quelle devait être la constitution organique servant de base à cette sensibilité animale, l'ensemble de l'économie et la nature de ses excitants, certes je n'aurais pas besoin de combattre des opinions absurdes, la paralysie ne serait pas encore une maladie si méconnue et si dangereuse à la fois, et l'on aurait admis qu'*on peut diminuer ou améliorer cette maladie d'une manière très-sensible en général, et la guérir dans bien des cas, même les plus graves, ce que prouvent les succès rapportés plus haut à propos des étourdissements, de l'apoplexie*, succès obtenus dans des cas qui peuvent être considérés comme des paralysies. Le cas qui suit, pris parmi tant d'autres, prouve au reste ce que j'avance. M. Dleusy, ancien négociant, rue de Sotteville, 19, à Rouen, tombe en apoplexie; la paralysie survient dans les membres inférieurs; la raideur des jambes le condamne à ne plus quitter le lit et avec ces symptômes existe une tension du ventre. Il éprouve tous les remèdes connus sans le moindre succès sur ces maladies; il est enfin soumis au traitement naturel et le malade retrouve la marche, l'appétit et le sommeil. Bref, ce fait, et ceux consignés dans ma *Supériorité du Traitement naturel*, ou *Recueil d'observations,* justifient complétement mon opinion sur la nature de cette maladie.

Les succès ne sont donc pas impossibles en général dans les paralysies; je dis plus, c'est qu'ils peuvent être bien plus fréquents qu'on ne pense en suivant le traitement naturel, parce qu'il est bien des paralysies qui ne sont pas dues aux causes auxquelles on les attribue; et si, ici, je ne cite pas un grand nombre de faits, c'est parce que les malades croient eux-mêmes à l'empirisme affreux établi par les médecins, et ne faire rien de mieux que de se laisser conduire dans la tombe. Cependant celui qui désirerait des succès constants dans une maladie pareille serait ridicule, puisque d'après la nature de la maladie l'organisme est si profondément affecté que les éléments de la vie, la sensibilité et la contractilité sont en quelque sorte anéantis et que la mort est imminente.

Le traitement est ici le même que dans la précédente maladie.

Quant aux médications telles que les vésicatoires, les moxas, les purgatifs, dans ce cas, elles sont connues, et, jugées d'après les faits, on est convaincu que la maladie martyrise bien moins les malades que les médecins.

DES MALADIES DE POITRINE.

1° *Du catarrhe pulmonaire.*

Cette sécrétion pulmonaire anormale se montre avec plus de force aux approches des froids et souvent des grandes chaleurs; se modifie selon les saisons et se caractérise comme suit. Le malade éprouve dès le matin une espèce de chatouillement à la région inférieure et antérieure du cou, un peu derrière le sternum, et qui est bientôt suivi de toux et d'expectoration d'une matière muqueuse. C'est surtout le matin, une heure et demie environ après le lever du soleil, que paraissent ces symptômes, que le malade provoque plus vite s'il s'assied sur son lit ou s'il se lève. Ces symptômes sont moins fréquents pendant le jour, surtout vers midi, augmentent vers une heure à une heure et demie après le coucher du soleil, et surtout au moment où le malade gagne son lit; mais avec cette différence alors que ces crachements sont plus rares. Enfin ces symptômes disparaissent et les nuits sont calmes. A mesure que le mal fait des progrès, ces symptômes redoublent pendant les temps froids et humides, souvent pendant les grandes chaleurs; enfin ils deviennent presque continus, des quintes se font sentir pendant la nuit, et la marche de la maladie n'est plus suspendue par aucune saison. Dans ce cas le malade ne peut plus faire un pas ou parler sans être oppressé; monter des escaliers est pour lui une peine, pour lui les nuits d'hiver sont affreuses, les oppressions accablantes, le sommeil difficile; et quand accablé de fatigue il retrouve le sommeil, il tousse encore parfois pendant ce dernier. Avec ces symptômes existent de légers frissons, parfois des sueurs faciles, un teint terreux ou une pâleur livide, la maigreur ou le marasme. Les mucosités varient beaucoup; chez des malades elles consistent en de petits crachats grisâtres, amidonnés, résistants, et qui placés entre les incisives présentent la fermeté de la gelée de coing. Cette sécrétion a lieu dès le début du mal. Quand celui-ci fait des progrès, les mucosités deviennent comme aqueuses, transparentes, abondantes. Souvent ce sont ces dernières qui se montrent toujours, et elles ressemblent à des blancs d'œufs fouettés. Chez tous les malades ces mucosités changent, quelquefois elles sont jaune-verdâtre ou jaune-grisâtre, et souvent d'un jaune serin.

Il existe plusieurs variétés de cette maladie, fondées sur les modifications de l'organisme, et qui demandent chacune une médication à part.

Cette maladie devient plus fréquente chaque année; elle attaque tous les âges, naît souvent avec nous, se développe surtout après la puberté, souvent encore quelques années plus tard, et parfois dans la vieillesse : j'ai été consulté par un vieillard âgé de quatre-vingt-deux ans, qui accusait cette maladie depuis deux ans seulement.

En remontant à la formation de l'homme, aux diverses saisons, à la différence de tempéraments et de nos rapports, il est facile de se rendre compte comment les poumons s'affectent ou résistent, et alors il est bien évident que le catarrhe n'est plus une maladie mystérieuse. Cependant quoiqu'elle se soit toujours montrée avec tant de simplicité, on confond tous les modes de souffrir des poumons Laennec s'occupa beaucoup de cette maladie; mais sans principes, sans marche générale, ignorant, comme tous les médecins, la loi physiologique sous laquelle vit cet appareil pulmonaire, son lieu avec les divers tempéraments, il abandonna même la maladie pour n'étudier que le cadavre, prit une scène sans acteurs pour une scène vivante, et il finit sa carrière, parsemée d'erreurs, par la ridicule invention du *stéthoscope*. M. Andral a aussi fouillé dans tous les auteurs et dans les cadavres à propos de cette maladie, mais jamais dans la nature; ce qui appert par les faits.

Cette maladie amène l'asthme ou la phthisie, souvent l'hémoptysie, selon ses variétés, et, comme on doit le penser, elle est toujours considérée comme incurable ou comme ne pouvant être arrêtée dans sa marche. Cette opinion est générale et fausse à la fois. Partant des idées émises plus haut et vérifiées par l'expérience, je dis, au contraire : 1° que *l'on peut souvent guérir les catarrhes lors même qu'ils durent pendant toutes les saisons depuis des années;* 2° qu'*on peut les guérir très-souvent, sans craindre le retour des rhumes qui les avaient amenés :* 3° que, *dans d'autres cas, les personnes guéries conservent une prédisposition telle, que les rhumes reviennent de loin en loin, pendant telle ou telle saison, sans reprendre les caractères du catarrhe chronique, ou d'une durée continue;* 4° et enfin que *dans d'autres cas la prédisposition au mal est telle qu'on ne peut que fortement améliorer le catarrhe, arrêter sa marche et lui ôter tout caractère dangereux, et en quelque sorte rendre le malade à la santé ordinaire.* Ainsi guérir entièrement sans laisser aucune prédisposition aux rhumes, ou guérir sans cesser d'éprouver parfois des rhumes, ou bien toucher presque à la santé sans pouvoir la retrouver entièrement, tels sont les succès constants que j'obtiens, même dans les cas les plus graves. Dans tous les cas, on sent combien ma méthode est supérieure, et c'est ce que prouvent les succès que me doivent M. Cousin, employé de l'octroi, rue Bordelaise, 6, à Bordeaux; M. Oberny fils, chez M. son père, marchand, rue Baubedat, près la fontaine Crystoly, à Bordeaux; M. Cousin, cordonnier, quai de la Bourse, à Bordeaux; M. Edam, rue d'Angivilliers, 10, à Paris; Mme Lagoutte, rue de l'Hôtel-de-Ville, 90, au troisième, à Paris; l'épouse de M. Seysson, faub. Saint-Martin, 157, ci-devant peintre en voitures, rue de Paradis-Poissonnière, 8, à Paris; l'enfant de M. Piedfort, rue Neuve-Chaussée, 44, à Boulogne-sur-Mer; Mme Lagneau, à Pierrefitte, près Paris; M. Duthouin, marchand de vin, rue du Château, à Neuilly-sur-Seine, près Paris; Mme Mauge, rue des Tournelles, 24, à Paris; M. Philibert, marchand boucher, rue Neuve-Pigale, 5, à Montmartre, près Paris; M. Prudhomme, garde forestier à Montsoult, près Moisselle, canton d'Ecouen; M. Fortier, rue de Savoie, 24, faubourg Saint-Germain, à Paris; Mme Legour, à Noisai, près Palaiseau, près Paris; M. James, libraire, quai Malaquais, 15, à Paris; M. Lefèvre (François), capitaine marinier à Condé (Nord); M. Bataille, fermier à Autys, près Dammartin, environs de Paris; M. Grand, tailleur à Voux, près Montereau; Mme Pelletier, rue et hôtel de la Comète, 7, au Gros-Caillou, à Paris, et maintenant en Algérie; M. Pillois, jardinier, rue de l'Oursine, 112, à Paris; M. Haby, fabricant de casquettes, rue du Perche, 14, Paris; M. Pénot, rentier, rue du Clos, à Arpajon, près Paris; M. Morette, rentier, à Vulhaine, près Fontainebleau; M. Wagner, rue des Jeûneurs, 14, à Paris; Mme Porché, rue Saint-Ambroise-Popincourt, 5 bis, chez M. Combrai, fondeur, à Paris; M. Lhoste, boulanger, rue des Bons-Enfants, 28, à Versailles: M. Bop, maître tailleur au 1er régiment de dragons à Montauban; M. Duval, rue des Boulangers, 24, à Paris; M. Roger, ci-devant rue Mazarine, 73, maintenant rue Croix-des-Petits-Champs, 39, à Paris; M. Prieur, négociant, rue des Bourdonnais, 16, à Paris; M. Guérard, à Mons-en-Montois, près Donnemarie; M. Noirot, à la Roche-Carbon, près Tours; M. Manieré, place Belle-Chasse, 3, à Paris; M. Duchemin, rue de Paris, 15, à Charonne, près Paris; Mme M..., à Paris; Mme Dary, rue Dieu-Lumière, 26, à Rheims; M. Leblond, rue des Marais-du-Temple, 27, à Paris; Mme Louis, Grande-Rue, 81, à la Gr.-Villette, près Paris; M. Matry, chez M. Gentil, distillateur, à Alfort-Charenton, près Paris; M. Decoudray, teinturier à Guerbasville-la-Meilleray, près Codebec en Caux, etc.

Parmi ces malades, les uns étaient fort jeunes, ou âgés de vingt à trente ans, et plusieurs avaient dépassé la soixantaine; mais tous étaient regardés comme phthisiques. Quant à la durée du mal, ils la faisaient remonter, les uns à cinq ans, d'autres à neuf ou dix ans, quelques-uns la dataient de leur enfance, et tous souffraient constamment plus ou moins depuis des années, surtout l'hiver.

Voilà des faits! et quelle était la position de ces malades? La plus affreuse que l'on puisse imaginer en général, surtout chez M. Noirot, M. Nave, M. Roger, M. Philibert, Mme Mauge, qui étaient mourants dans leur lit, ainsi que Mme Seysson. État très-grave aussi chez Mme Lagoutte, qui devait d'autant plus redouter la mort que son père avait succombé à la même maladie. Quant à MM. Bataille, James, Duthouin, Lhoste, Penot, Prudhomme, Mme Loiseau, M. Duchemin, Mme Pelletier, M. Fortier, M. Matry, ils portaient dans tous leurs traits des signes qui sont des signes avant-coureurs de la mort pour les médecins de nos jours, et cependant depuis long-temps ils jouissent de la santé.

Passons à quelques faits.

1re *obs.* M. Prieur éprouvait des douleurs violentes à la poitrine et entre les deux épaules, des oppressions continues, l'insomnie, des digestions pénibles, et avec ces symptômes un chatouillement continuel dans la gorge qui provoquait la toux. A ces symptômes se réunirent plus tard divers crachements de sang. Tout le facies du malade annonçait une phthisie profonde ; lui-même ne croyait plus à la puissance de l'art de guérir : et cependant, après neuf ans de souffrances, il a retrouvé la santé.

2e *obs.* Mme Mauge accusait des vomissements violents, une toux fréquente, une expectoration de mucosités d'une couleur en partie jaunâtre et en partie sanguinolente : souvent elle expectorait du sang pur et abondant, l'oppression était continue, sa faiblesse extrême, sa figure pâle et livide, en un mot, tous ses traits étaient ceux d'une mourante, puisque la malade ne pouvait rester assise sur son lit sans éprouver des syncopes. Elle appela plusieurs médecins sans succès ; enfin, elle réunit M. Duportail à un autre docteur. Voici leur consultation :

« Les médecins soussignés conseillent : 1° l'application d'un large emplâtre de thériaque saupoudré de camphre sur le creux de l'estomac ; 2° de continuer la boisson adoucissante, l'eau gommée, panée, du petit-lait, etc. On ajoutera dans chaque tasse de ces boissons une cuillerée de la dissolution suivante : bicarbonate de soude, gramm. XXV, eau distillée. VI ; 3° tous les deux jours on fera prendre un bain tiède d'une demi-heure au moins ; 4° on continuera les lavements émollients; on pourra ajouter un gros d'assa-fœtida préalablement divisé dans un jaune d'œuf. Enfin si les vomissements continuaient, il serait à propos d'appliquer un vésicatoire sur la région de l'estomac ; 5° on fera prendre par cuillerée de deux heures en deux heures la potion qui suit : eau de laitue IV, sirop d'althæa J, oxide blanc de bismuth gr. X, aromatisé avec l'eau de fleur d'oranger, remuer lorsqu'on donnera. Privation de toute nourriture jusqu'à la cessation des vomissements, après quoi on pourra revenir au bouillon et ensuite à quelques légères fécules. »

» Paris, ce 29 février 1830.

» *Signé* DUPORTAIL, » etc.

Le mal empira chaque jour. Puis fiez-vous aux matières médicales ou à la science de la douleur, telle qu'on la façonne ; et que vous dirait M. Duportail? Que l'une est un vieux arsenal d'armes rouillées, et l'autre un grossier échafaudage qu'il faut détruire pour en appeler à la science de la nature, puisque avec celle-ci seule les vomissements furent détruits en une heure, le crachement du sang arrêté rapidement, la toux calmée de même, et que je ramenai vite la santé complète chez un être expirant.

3e *obs.* M. Prudhomme, âgé de 50 ans environ, ajoute encore aux faits que j'invoque contre le savoir médical. Cet homme accusa d'abord une gastrite; celle-ci, méconnue, mina insensiblement l'organisme, et enfin, avec les symptômes alarmants de cette dernière, parurent alors tous les symptômes les plus graves du catarrhe pulmonaire : l'hémoptysie, et l'oppression continue. Ce malade consulta les sommités médicales du jour; elles furent ici comme toujours nulles ou dangereuses, mais ici comme toujours la doctrine naturelle a été sublime. M. Prudhomme l'applaudit, et il oublie ainsi plus de vingt ans de cruelles souffrances ; mais, il faut le dire, cette cure est aussi une de celles dont je m'applaudis le plus par les difficultés et la gravité du mal que j'eus à vaincre.

4e *obs.* Chez Mme Lagoutte, le catarrhe était aussi à son comble ; le jour, surtout le matin, était mesuré par la toux et l'expectoration, la nuit par des quintes et des insomnies ; les matières expectorées étaient le plus souvent muqueuses, souvent jaune-grisâtre, et sous l'influence du moindre changement de température, les symptômes redoublaient avec violence. Tout annonçait un état grave que Mme Lagoutte devait d'autant plus redouter que son père était mort d'un catarrhe pulmonaire depuis peu de mois. Malgré cette gravité du mal, la santé a été ramenée et conservée depuis.

5e *obs.* Disons un mot de M. Gousin. Ce malade, attaché à la douane, souffrait depuis cinq ans, lorsqu'il se présenta chez moi ; il avait le facies d'un squelette dont la poitrine semblait en débris par suite d'une toux continue le jour, une expectoration excessive, et des redoublements de toux pendant la nuit, symptômes qu'aggravaient encore de fréquents vomissements. Je le guéris bientôt, et alors il se présenta à l'administration pour reprendre son service, mais on lui dit qu'il était réformé d'après l'avis du docteur Levieux, médecin de la douane. Ainsi le pauvre diable était regardé comme phthisique, après avoir souffert cinq ans et avoir été sur le bord de la tombe ; et les médecins eurent beau certifier qu'il était d'une santé complète, il eut beau montrer sa figure de santé, l'administration conserva sa décision, parce qu'il est bien plus naturel qu'un père de famille meure de faim et qu'une administration soit infaillible comme un concile.

6e *obs.* Le fait suivant m'a frappé beaucoup, et je crois devoir le rapporter : Un perruquier, porte Pychadey, à Bordeaux, avait sa femme très-malade. Celle-ci, âgée d'une cinquantaine d'années au moins, accusait un catarrhe pulmonaire intense, la gastrite, et des sueurs froides épaisses, continues et si abondantes, qu'on aurait pu les ramasser avec une cuiller. L'expectoration était aussi abondante, et la première fois que je visitai cette malade, je fus étonné qu'elle eût pu perdre autant d'humeurs sans être morte depuis long-temps. La couleur de la peau me frappa aussi beaucoup, en ce qu'elle avait presque celle des tortues. Cette femme d'un physique presque bien développé, et d'un caractère qui peignait la bonté et la douceur, était réduite au marasme, toujours plus ou moins oppressée, et ne quittait plus son lit ou sa chambre depuis dix années. Elle avait éprouvé cent et cent médications différentes sans le moindre succès; je lui donnai mes soins, je lui ordonnai surtout de quitter sa chambre, qui me rappelait une espèce de cachot, quoiqu'au premier, et ils furent heureux; car, non-seulement en peu de temps elle avait retrouvé une santé presqu'ordinaire, mais encore plusieurs années après, revenant à Bordeaux pour deux ou trois jours, je la rencontrai bien portante. Dans ma vie, j'ai été à même de faire beaucoup d'observations sur le caractère de l'homme, et si le moral a toujours le plus de droit à notre estime, le mari de cette malade eût mérité le prix de vertu par les soins empressés de tous les instants, et le sacrifice de tous les jours qui le caractérisaient près de sa femme.

7e *obs.* M. Duthouin était atteint, depuis des années, d'un catarrhe pulmonaire intense; il éprouvait une toux très-fréquente, une expectoration de crachats abondants, souvent muqueux ou très-épais, verdâtres et parfois jaunes, dans une grande partie de leur étendue. Des quintes de toux venaient pendant la nuit enlever le sommeil; le malade ne pouvait ni marcher ni parler sans éprouver de l'oppression, et avec ces symptômes existait une altération profonde de l'organisme. Pendant sa maladie, M. Duthouin consulta plusieurs médecins sans succès, et enfin il s'adressa à M. Andral, dont voici la consultation :

« 1° Une bouteille d'eau de Sedlitz artificielle à 8 gros; 2° après cette purgation, appliquer un vésicatoire de quatre pouces de diamètre. Ne le panser qu'avec du beurre frais; ce vésicatoire sera placé sur le côté droit de la poitrine. Lorsqu'il sera sec, un second semblable sera placé sur le côté gauche; 3° lorsque le second vésicatoire sera sec, on prendra une seconde bouteille d'eau de Sedlitz; 4° pendant 15 jours garder la chambre, se garder du froid, rester le matin assez tard au lit, et boire le matin deux à trois tasses d'infusion de fleurs de mauve

« ANDRAL. »

Telle fut l'inspiration du docteur. Son but était de rejeter sur les intestins les humeurs qui se portaient vers les poumons : mais irriter des intestins n'est pas attaquer la véritable cause du mal, et votre inspiration, docteur, ne fut pas une pensée hippocratique.

D'un autre côté, si vous déplacez le mal, vous ne détruisez pas encore la cause, et alors, si vous ne débarrassez les poumons, les intestins s'enrayent; ce qui fait que, si l'on continue, on meurt tout simplement d'ulcères aux intestins, au lieu de succomber à des ulcères des poumons. Ensuite on ne réussit pas toujours en médecine; M. le docteur Andral est si modeste, qu'il ne saurait le nier; et si l'on ne déplace pas le catarrhe pulmonaire, vous sentez bien que les intestins peuvent être trop irrités, devenir incurables à leur tour; de sorte qu'en le prenant pour un parfait modèle, on pourrait ajouter une grave maladie à la première, et, l'art aidant, envoyer son homme deux fois plus vite dans l'autre monde.

Lorsque le premier vésicatoire serait sec, on devait en appliquer un second sur le côté opposé. Puisque l'on voulait appeler les humeurs à la peau, il nous semble qu'il était bien plus naturel d'entretenir la vésication que de changer encore la direction des humeurs, et d'exposer le malade à de nouvelles douleurs. Mais les grands esprits ne se comprennent bien qu'eux-mêmes, et, dans notre ignorance, admirons l'oracle d'Espedaillac avec la même ardeur que nous nous sommes inclinés devant celui de Commercy.

Pourquoi encore a-t-il commencé le traitement par les purgatifs, lorsque la nature opère ses véritables crises sur la peau? c'est sans doute parce que le docteur est au-dessus de la nature.

Le second vésicatoire est sec, et vite M. le docteur revient aux purgatifs : ainsi il cesse d'abord d'entretenir les humeurs vers les intestins pour les diriger vers la peau; à la peau il change deux fois leur direction, deux fois il cesse de les entretenir dans cette région pour les appeler vers les intestins; il les promène ainsi d'appareil en appareil sans jamais remonter aux causes directes; et cette médication est dans nos écoles une médication modèle, ce qui ne pouvait être autrement, attendu que M. le docteur Andral est l'auteur favori des bouquins, et que ses protecteurs le font, à leur image, grand, par ce qu'on en dit, et non par ce qu'il fait.

Vient la mauve. On irrite les intestins pour détourner les humeurs, et on prescrit l'infusion de mauve qui les calme, et si le docteur se contredit, c'est sans doute pour le bien du malade.

8e *obs.* Tel est le traitement du catarrhe pulmonaire par M. le sublime docteur-professeur Andral : d'où je conclus qu'on est empirique en médecine aujourd'hui comme autrefois; que Bichat a eu tort de chercher la gloire et la mort dans ses travaux; que *les grandes vérités ne peuvent jamais être popularisées*, et qu'une faculté est toujours pour elles un centre de mort, tandis qu'elle élève insolemment le médecin vulgaire aux honneurs et à l'opulence. Moi, qui n'eus jamais d'autre appui que moi-même, j'ai préféré invoquer la nature, et j'ai ramené chez M. Duthouin une santé perdue depuis long-temps.

9e *obs.* M. Cornet, jeune homme âgé de vingt-quatre ans environ, éprouvait à la fois le catarrhe pulmonaire et la gastrite; ainsi il accusait à la fois des douleurs épigastriques violentes, des palpitations, mais surtout une toux presque continuelle, une expectoration abondante, et une oppression telle, que le malade osait à peine marcher même à pas lents. Ce jeune homme souffrait depuis long-temps; il était arrivé presqu'au marasme, et on devait le regarder comme phthisique d'après toutes les idées reçues sur ce sujet. Cependant il n'en était rien, soumis au traitement naturel, il retrouva une santé complète mais lentement, tant la maladie était grave.

10e *obs.* M. Philibert était gravement malade aussi : toux extrême, expectoration abondante encore; oppression extrême; étendu dans son lit, il semble voué à la mort : toute médication a été infructueuse; je lui prodigue mes soins, et depuis cinq ans sa santé est complète.

11e *obs.* Alors voisin de M. Philibert, M. Noirot, affecté de la même maladie, est encore plus souffrant. Réformé sous l'empire à l'armée d'Espagne, il part de Bayonne avec tout l'aspect d'un phthisique, et à force de séjours dans les hôpitaux, il arrive enfin sous le toit paternel. Là, des soins bien entendus améliorent sa position; sa vie chancelle, mais il vit; les changements de saison lui sont funestes, surtout les approches de l'hiver mais enfin à la longue la maladie reprend de l'intensité, et en 1837, pendant l'hiver, il ne quittait plus son lit, où il me parut comme suit à ma première visite. Le facies recouvert d'une sueur épaisse, rappelait celui des cadavres; la toux était sépulcrale, incessante pendant la nuit, mais calme au retour de la lumière. Le sommeil le plus léger suivait ce symptôme et se trouvait interrompu par l'oppression, une nouvelle toux, et par l'expectoration des mucosités purulentes, parfois sanguinolentes, plus rarement par un sang pur et abondant, que le moindre mouvement provoquait encore. Plus de trente ans de maladie, et l'état désespéré du malade ne laissait nul doute dans l'esprit des parents et des médecins que la mort la plus certaine ne fût imminente. Mais la nature a ses secrets, le malade ses convictions; M. Noirot semble placé au-dessus des maux de la vie, et chaque fois que j'entre pour le visiter, il s'écrie : « Bien, cher docteur! bien, vous ne m'abandonnez pas; je guérirai! » Soit pressentiment, soit conviction que créent encore les dernières forces concentrées de l'organisme qui s'éteint, M. Noirot se ranime; après six mois de douleurs et de tristes pensées, où souvent celles de la mort l'accablèrent, il retrouve enfin une santé complète, qui depuis ne s'est pas démentie. Aujourd'hui heureux, il cultive la vigne sur les bords de la Loire : il respire dans son jardin, qui embellit son humble demeure; sa douce philosophie ajoute à son bonheur, et parfois mon nom se présente sans doute à ses souvenirs. Puis, après de pareils succès, ne suis-je pas en droit de publier que la médecine actuelle est une absurdité monstrueuse; et, parce que des erreurs sont séculaires, faut-il les conserver? Non sans doute; et en se rappelant les maux qu'elles enfantent, il faut les anéantir.

12e *obs*. Je viens de prouver que l'on a tort d'admettre que par cela seul que l'on est âgé l'on est souvent incurable, attendu que l'on ne peut mesurer le degré du principe de la vie, et je cite encore M. Oblond, demeurant à Paris, boulevart du Temple, n. 15, âgé de 78 ans, était mourant par suite du catarrhe pulmonaire : depuis long-temps il ne quittait pas le lit; ses extrémités étaient froides, le pouls intermittent, irrégulier, sa voix sépulcrale disaient assez que ses jours touchaient à leur fin. Il n'en était rien cependant, et quelques heures après ma première visite, il éprouva une forte amélioration qui depuis n'a fait qu s'accroître et l'a ramené de la tombe.

13e *obs*. M. Guérard, âgé de soixante et quelques années, jardinier à Mons-en-Montois, près Donnemarie, accusait un vieux catarrhe compliqué d'asthme très-prononcé. On l'entendait tousser d'un bout de village à l'autre; on l'appelait le poussif. Malgré l'âge, malgré la gravité du mal, si je n'ai pas obtenu un succès complet, au moins j'ai fait du bien, et voici ce que m'écrit le malade de Mons-en-Montois, le 27 décembre 1841 :

« Monsieur, c'est avec satisfaction que je puis vous dire que vous m'avez rendu en état de santé supportable; les quintes ne se renouvellent plus; j'ai encore l'haleine courte, il est vrai, et je crois que je resterai ainsi toute ma vie; mais au moins toutes mes nuits sont bonnes, et j'ai une vie supportable, grâce à vos soins, dont je suis profondément reconnaissant, etc. GUÉRARD. »

14e *obs*. Lorsque M. Piloy me consulta, il n'espérait plus guérir sa maladie de poitrine et Mme Perrette encore moins. Cette dernière âgée de soixante ans, accusait le catarrhe depuis douze années; la toux était presque continuelle et l'expectoration très-abondante. Elle ne pouvait parler, ni marcher sans éprouver une oppression extrême; les nuits étaient accablantes, les sueurs paraissaient tous les matins, tout dénotait une mort prochaine. Elle mit en pratique les saignées, les dérivatifs, les calmants, et jamais elle ne put adoucir son catarrhe. Traitée au mois de mai 1844 d'après mes principes, elle était guérie au mois de juin de la même année.

15e *obs*. S'il est un malade dont je ne puis oublier l'état déplorable, c'est celui de M. Mayer, de Lille. Chez lui le catarrhe pulmonaire extrême compliqué d'hémoptysie, n'était pour tous les médecins que la phthisie même, mais pour tous les médecins, c'était une erreur, car j'ai rendu au malade la santé dont il jouit depuis.

16e *obs*. Tous les malades qui précèdent étaient dans un état désespéré; madame Seysson était dans un état plus alarmant; extrémités froides, teint livide, sueur froide sur le front et les pommettes, yeux légèrement vitreux; bruit muqueux de l'air en pénétrant dans la poitrine, son mat de celle-ci sur ses côtés; respiration presque enrayée; efforts légers de toux continus, mais jamais complets pour débarrasser la poitrine de ses mucosités; pouls petit et parfois intermittent; poitrine soulevée par des oreillers pour faciliter les mouvements respiratoires, en un mot, mort imminente dans l'espace de quelques heures, si la maladie est livrée à elle même ou aux traitements reçus. Tel était l'état désespéré de Mme Seysson, dont j'améliorai sensiblement l'état en une nuit, et que je guéris en quelques semaines après avoir été longtemps et si gravement malade.

17e *obs*. Mme Dary était épouvantée de la gravité de son catarrhe, et le 7 décembre 1844, elle m'écrivit :

« Monsieur,

« Je vous écris cette lettre pour vous exprimer ma joie et ma reconnaissance pour le bien que vous m'avez fait. Quelques jours après avoir commencé votre traitement j'ai senti mes forces revenir, et maintenant je suis aussi bien portante qu'avant que la maladie se déclarât; que votre traitement est efficace! Recevez, monsieur, etc. »

18e *obs*. Mme Legour, marchande à Nosay, près Palaiseau, environs de Paris, accusait aussi depuis des années le catarrhe pulmonaire compliqué d'hémoptysie et de gastrite. Chez elle, la toux était presque continuelle, l'expectoration excessive, et souvent elle crachait le sang pur par verres; l'oppression était continue, et la digestion nulle, ou très-laborieuse. Elle était phthisique pour tout le monde, et lorsqu'elle vint me consulter, elle avait supporté bien des saignées, une foule de sangsues, et ne vivait plus sans son vésicatoire; toutes les tisanes les plus vantées avaient été mises en usage, et le mal n'avait fait qu'empirer. J'ajoute qu'alors elle avait suivi les conseils de maint professeur renommé de la faculté de Paris. Dans sa triste position Mme Legour se ravisa; elle nous consulta; elle se trouva mieux le premier jour du traitement, et depuis huit ans, elle jouit d'une santé accomplie. Puis, croyez à la science des professeurs des facultés, et vous serez dans l'erreur; vous prendrez des gens qui marmottent des mots et pratiquent des absurdités pour des esprits supérieurs.

19ᵉ *obs*. Dans le dernier cas la nature multiplie les moyens de venir au secours des poumons : la mort est imminente; et dans celui qui suit, le mal est non moins grave. M. Tou..., âgé de 30 ans, à Paris, accusa d'abord une gastrite qui prit bientôt un caractère grave. Le malade accusa ensuite une toux sèche d'abord, plus tard une toux fréquente et une expectoration purulente compliquée d'un crachement de sang abondant. La nuit, la toux redouble, les sueurs couvrent le corps; le matin, la parole est difficile, la peau absolument terreuse, le marasme complet, et l'engorgement des pieds et des jambes, presque extrême, vient ajouter à cette gravité. Ici la mort semble inévitable, surtout quand on a usé sans succès de toutes les médications prescrites par des renommées médicales. Mais, ainsi que je l'ai dit tant de fois, ces renommées sont trompeuses; les malades qui les adoptent courent au martyre, et plus tard à la mort : l'expérience la plus positive dit cette vérité. En est-il de même en suivant la nature, où M. Tou.... a retrouvé une guérison complète?

20ᵉ *obs*. Encore un cas de catarrhe que je crois devoir citer. M. Alfred Lechapier, à Montmagny, près Montmorency, environs de Paris, âgé d'une vingtaine d'années, accusait un catarrhe pulmonaire depuis environ 2 ans. Le mal, d'abord faible, fit de jour en jour des progrès et se caractérisa bientôt par une toux accablante pendant le jour; une expectoration abondante de matières, tantôt verdâtres, parfois jaunes, et très-souvent muqueuses, grisâtres. L'oppression était presque continue, l'appétit nul, la digestion très difficile; et, à quatre reprises différentes, et à des époques plus ou moins éloignées, les symptômes se compliquèrent d'hémorrhagies pulmonaires abondantes. Cette gravité du mal, le crachement du sang, le marasme, la durée du mal, sa résistance aux saignées, aux sangsues, aux vésicatoires, etc., tout dénotait un cas désespéré, et c'est ainsi que le regardaient les médecins. Mon opinion ne fut pas la même. Bientôt j'améliorai la position du malade, et la santé ne tarda pas à revenir. Depuis trois ans passés, au moment où j'écris, 7 septembre 1844, elle est complète; et ce fait, réuni à tant d'autres, ne justifie que trop mon opinion : qu'ici, comme pour la gastrite, on juge fort mal ce qu'on nomme catarrhe pulmonaire, phthisie, etc., etc., et que c'est à cette erreur que l'on doit une foule de victimes.

21ᵉ *obs*. Chez M. Lhoste la toux était accablante, l'expectoration presque continue; l'oppression venait souvent ajouter à ces symptômes ainsi que le hoquet. Il se confia tour à tour à la médecine ordinaire et à l'homœopathie, et quel fut le résultat de ces deux traitements? un surcroît de maladie, tandis qu'en peu de temps le traitement naturel ramenait une santé complète.

22ᵉ *obs*. Mme Lu... a perdu sept de ses enfants sur huit, et le dernier qui reste est une jeune fille de dix ans, elle est bien constituée; mais enfin elle accuse la toux, l'expectoration, le mal fait des progrès et finit par présenter l'état suivant : La malade accuse une toux continue avec des quintes qui redoublent pendant la nuit. L'expectoration est excessive, les crachats sont jaune-verdâtre, les vomissements très-fréquents, le dévoiement presque continu, les sueurs abondantes, le pouls fréquent, le marasme extrême; la malade présente le facies du cadavre, et toujours étendue sur son dos, quand on la change de position, on observe autour du sacrum plusieurs espaces gangrenés. Certes la malade était regardée comme vouée à la mort; et cette malade retrouva la santé en peu de semaines. On avait tout tenté avant le traitement naturel, même les viandes et les vins; mais toujours sans succès, ce qui prouve encore une fois que la médecine est ici, comme ailleurs, la mort organisée.

22ᵉ *obs*. Une dame, à Laon, accusait le catarrhe pulmonaire depuis des années, et elle était arrivée à un état si grave qu'on désespérait de ses jours. Elle me consulta, et trois semaines après, une de ses amies, Mlle Robineau, que j'avais guérie de la gastrite, m'écrivit en parlant de cette malade :

« Depuis plusieurs jours, elle sort et va parfaitement. Sa toux a entièrement cessé; elle ne crache plus, mange bien, et son embonpoint revient. Tout le monde est émerveillé; on vous appelle le faiseur de miracles. »

23ᵉ *obs*. M. Bernard, à la raffinerie d'Ingouville, près le Hâvre, et que je guéris, il y a quelques années, d'une violente sciatique, éprouva le catarrhe pulmonaire en 1843. Cette maladie passa à l'état chronique; et après plusieurs mois de traitement, où les sangsues, les rafraîchissants et les calmants furent mis en pratique, le malade prit alors le parti de me consulter. A cette époque, la toux était continuelle jour et nuit, l'oppression telle que le malade n'osait ni parler, ni marcher. Traité d'après mes principes, M. Bernard m'écrivait la lettre suivante au mois de mars 1844 :

« Monsieur, comment pourrais-je vous exprimer tout ce que j'éprouve de bonheur! J'ai recouvré la meilleure santé qu'il soit possible de désirer, et ce bonheur, mon cher monsieur, ce sont vos précieux conseils, c'est votre bon cœur et vos talents si élevés qui me l'ont procuré. O mon Dieu! ce ne sont pas des paroles, des remerciments qui peuvent payer une dette aussi sacrée; et toute mon existence, vouée à la plus parfaite reconnaissance, ne sera pas assez longue. Je voudrais pouvoir vous exprimer tout ce que j'éprouve; mais mon cœur est trop plein de vos bontés, quand je pense que deux fois je vous dois la vie; que deux fois vous avez rendu un père à sa famille; qu'aujourd'hui je n'éprouve pas la plus légère indisposition; que j'ai retrouvé ma gaîté, mes forces et mon courage, et que j'ai recouvré mon caractère. Soyez persuadé que toujours je publierai votre mérite, et que toujours vous aurez pour moi le nom de sauveur.

Veuillez, monsieur, agréer l'hommage de mon épouse et de mes enfants qui partagent mes respectueux sentiments.

« BERNARD. »

24e *obs.* Nous n'avons fait qu'améliorer beaucoup la position de M. Guérard, et quelquefois l'on obtient ce résultat là où l'on devait encore moins l'espérer. Un conseiller de la Cour royale de Rennes, M. Huraut, âgé de 78 ans, accuse un catarrhe pulmonaire depuis plus de trente ans; cette maladie acquiert un caractère grave, je suis consulté, et quelques semaines après, le malade m'écrivait:

« Vos conseils et vos remèdes ont amélioré mon état. J'ai repris des forces, le teint est animé, ma figure est moins écoulée, et la démarche plus ferme. Il y a près de deux mois que je suis dans un état de santé passable, malgré que la toux, qui avait cessé entièrement, reparaisse par intervalle. » Tel est le récit du malade, quelque temps après il était mieux, et certes, si dans ce cas le traitement naturel est efficace, on doit comprendre alors combien l'empirisme qu'on suit est une barbarie qu'on ne saurait assez flétrir, et que la vieillesse et la maladie ne sont pas, encore une fois, une certitude que l'on est sur le bord de la tombe.

25e *obs.* J'ai cité à l'article GASTRITE la guérison de M. Nave. Ce monsieur, après deux ans de santé, éprouva une fluxion de poitrine. Après le premier traitement, le catarrhe pulmonaire parut et c'est inutilement que pendant six à huit mois les médecins qui le visitaient lui prodiguèrent leurs conseils; sa position devint désespérée. C'est dans ces circonstances que je fus consulté. Insensiblement je ramenai la santé, et quelque temps après M. Nave m'écrivait la lettre suivante:

« Villiers-Outréau, près le Catelet, le 18 août 1843.

» Monsieur Bénech, je profite d'un instant de repos pour vous apprendre que cette fois encore votre divine médication m'a rendu la santé. Je vous prie d'en recevoir toute ma reconnaissance, qui n'aura de terme que celui que viendra lui imposer le dernier souffle de la vie.

» Agréez, etc., NAVE aîné. »

26e *obs.* Mme Loiseau accusait depuis quatorze ans un catarrhe pulmonaire. Chez elle, la toux était devenue grave, et pendant la nuit elle était souvent accompagnée de quintes violentes. L'expectoration, très-abondante le matin, diminuait pendant le jour et reparaissait avec abondance à l'entrée de la nuit, et très souvent provoquait des vomissements. La voix était comme éteinte; la moindre marche amenait l'oppression, et souvent, la nuit, la malade accusait tous les signes de l'asthme, dont je parlerai plus bas. Après avoir éprouvé toutes les médications adoptées dans la pratique, Mme Loiseau était enfin regardée comme incurable et vouée à une mort imminente par les hommes de l'art. C'est alors seulement que j'ai été consulté, et voici la lettre que Mme Loiseau m'écrivit quelque temps après.

« Orléans, 4 septembre 1843.

» Je ne puis vous exprimer la joie que je ressens, après quatorze ans de souffrances, de me trouver si bien portante par l'effet de votre traitement. Maintenant je vis comme je vivais avant votre régime: aucune nourriture ne m'incommode; je ne tousse plus; je n'ai plus d'oppression; je suis bien engraissée: le teint est bien frais; je travaille avec courage, et il me semble avoir dix ans de moins. Croyez à ma reconnaissance la plus vive, et agréez, Monsieur, mes sentiments, etc. Femme LOISEAU, rue St.-Sauveur, près le Petit-Marché Saint-Étienne, à Orléans. »

27e *obs.* Encore une belle cure! M. Roger, marchand tailleur, encore jeune, éprouva d'abord des rhumes de loin en loin, qui firent place à un catarrhe chronique. Cette maladie s'aggrava à son tour insensiblement; elle ne discontinua même pas pendant les belles saisons, et finit par se compliquer de crachements de sang abondants. Enfin, la toux est continue: elle n'est qu'une suite de quintes pendant les nuits; les crachats, clairs ou consistants, prennent tour à tour diverses nuances, selon les périodes du mal; l'oppression est intense; la voix semble éteinte; le malade accuse une douleur vive sur le côté gauche: les sueurs abondantes couvrent la poitrine; les pommettes sont rouges; la soif prononcée; l'appétit n'est plus; la fièvre dévore le malade, et, pour le calmer, la nature semble indiquer les saignées, puisque, de loin en loin, l'hémoptysie ou crachement du sang paraît. Les températures opposées semblent menacer surtout son existence, et, pendant ces longues douleurs, il met tout en pratique. Ainsi, saignées, sangsues, tisanes pectorales, calmants, vésicatoires, tout remède fut éprouvé, et jamais M. Roger n'eut à s'en louer. Parmi les médecins, M. Andral fut-il assez habile même pour arrêter les progrès du mal? Non sans doute: le malade, après des années de souffrances, sentit accroître ses douleurs; et si aujourd'hui, après avoir rendu la santé depuis trois ans à M. Roger, nous osons publier que le sieur Andral, médecin de père en fils, n'a rien de commun avec la race des Asclépiades, nous aurons un tort de plus; car par le temps qui court, comme au temps des Valdajou et du père Élysée, les rangs font le savoir.

28e *obs.* Mais dans ma pratique, je ne vois que des malades qui ont tenté toutes les médications reçues, *je ne suis que le médecin des cas désespérés, complètement désespérés*, et c'est dire combien tous ceux qui se présentent sont graves, ainsi que le prouvent les cas qui précèdent. Celui qui suit est non moins intéressant; je l'ai recueilli chez madame Maria Pelletier. J'ai dit que la gastrite produisait souvent les maladies de poitrine et en voici un exemple sur mille. D'abord cette malade accusa des douleurs épigastriques, des digestions pénibles, et après quinze mois de souffrances, celles-ci se compliquèrent du catarrhe pulmonaire. Ces deux maladies firent ensemble des progrès, et alors parurent des crachements de sang presque continus et souvent abondants. Enfin digestions douloureuses ou nulles, vomissements, quintes presque continues pendant la nuit, toux déchirante, expectoration excessive de mucosités, oppression accablante, hémorrhagie pulmonaire, marasme, teint profondément terreux, et l'espérance d'un meilleur avenir presque entièrement perdue, tel était l'état de madame Pelletier après des années de souffrances. Plus à même que toute autre d'obtenir des conseils des célébrités médicales elle était regardée comme profondément phthisique le jour où elle me consulta. Telle était l'opinion de son mari, qui m'assura que tous les autres médecins pensaient de même. D'abord sangsues, saignées, diète, adoucissants, vésicatoires; puis après ces longues épreuves, quina, bouillons gras, viandes toniques, elle mit toutes les médications en pratique sans nul succès. Je l'ai guérie grâce au traitement naturel, et si, de Reims, ou court pour nous donner le baiser de la reconnaissance, voici ce que madame Maria Pelletier nous écrit de Lyon, le 14 juin 1841:

« Monsieur, grâce à vos soins obligeants, je suis bien, j'ai repris de l'embonpoint, et suis redevenue jeune comme autrefois; la gaieté a remplacé la tristesse qui ne me quittait pas; je sens qu'une vie nouvelle s'ouvre devant moi, je m'y élance. Oui, c'est vous, homme généreux et sensible, qui m'avez fait revivre : toute mon existence ne sera pas assez longue pour vous témoigner ma reconnaissance.

Agréez, etc. MARIA PELLETIER. »

29ᵉ *obs.* L'enfant de M. Piedford, rue Neuve-Chaussée, 41 (Boulogne-sur-Mer), était dans un état alarmant au 29 avril 1837. Après avoir supporté les sangsues, la diète, les tisanes pectorales, les vésicatoires, les potions calmantes, alors la toux et l'expectoration étaient presque continues avec des quintes terribles pendant la nuit, état compliqué d'une fièvre lente : ce qui fit dire au médecin que l'enfant était phthisique. Tel était le mal ; et consulté lorsqu'il était mourant, le père m'apprit quelques jours après que le malade était guéri, et terminait ainsi la lettre qu'il m'écrivait.

« Je ne sais, monsieur, comment vous remercier, car vous avez sauvé mon enfant, et c'est la plus grande satisfaction que puisse éprouver une famille ; aussi, monsieur, vous pouvez croire à toute ma reconnaissance. »

30ᵉ *obs.* Faute de connaître les maladies des voies digestives, on les a confondues : celles qui étaient nombreuses et qui étaient les plus curables ont été mises sur les rangs de celles en petit nombre qui étaient mortelles. Il en est de même pour les maladies des poumons. D'un autre côté, dans ces deux genres de maux, le médecin, toujours étranger à leur connaissance réelle, allant au hasard ou par système, voyant mourir ses malades lorsque le mal n'est pas encore grave, nécessairement il doit penser que la mort est inévitable, et c'est encore une cause de plus qui multiplie tous les jours les victimes à l'infini. Tout ce qui précède rend cette vérité évidente ; et le fait suivant prouve encore cette vérité :

M. Hauchecorne-Jacquemin, bijoutier, au Havre, âgé de 34 ans, avait, dès son enfance, ce qu'on nomme poitrine grasse. En 1844, il éprouva une fluxion de poitrine dont il guérit complètement. Vers la fin d'avril 1844, il s'aperçut que la vue de l'un de ses yeux faiblissait, et le médecin appelé pratiqua une saignée du pied, et le malade fut atteint d'une bronchite aiguë à la suite de ce traitement, bronchite qui était accompagnée d'un crachement de sang abondant. On réitéra les saignées, les sangsues furent appliquées ; on fit usage des eaux-bonnes coupées avec du lait de chèvre ; on eut recours aux vésicatoires sur le côté des yeux, et le sirop de morphine, etc. Après plus de trois mois de ce traitement, conseillé par plusieurs médecins réunis, la maladie fut regardée comme incurable d'après tous ces mêmes médecins. Dès lors on s'adressa à un ecclésiastique qui composa un remède secret, en déclarant que si son remède ne réussissait pas, le malade était un homme perdu. Cet homme, qui se voue à la fois au culte de Dieu et du charlatanisme, ne réussit pas mieux que les médecins, et dès lors on songea au médecin des cas désespérés. Je fus consulté le 6 juillet 1844, et voici quel était alors l'état du malade. Je copie la lettre de l'épouse du malade : « Il tousse et crache presque constamment, écrit-elle, et ses expectorations ont une odeur très-forte et désagréable : lui-même se plaint de cette odeur fétide qui le gêne beaucoup et lui devient insupportable. Sa toux est continuelle, ses nuits sont bien cruelles, les crachements de sang souvent répétés, le matin les sueurs abondantes, et son affaiblissement complet, malgré les soupes grasses, les viandes rôties et le vin dont il use. » Le 12 août, madame m'écrivit : « Monsieur, mon mari se trouve bien mieux ; il est allé hier faire un tour de promenade ; il a marché tout doucement pendant trois heures, et il n'a pas éprouvé de fatigue. Il dort très-bien et mange de même, et il attend avec impatience les heures du repas. Il éprouve encore quelques douleurs vers la région du cœur ; mais tout cela n'est rien quand on se rappelle le passé, et nous nous félicitons tous les jours d'avoir suivi votre traitement et vos conseils contre lesquels mon mari était si prévenu. »

Tel est ce fait. Le malade était mieux le troisième jour, et le 30 oct. 1844, il termine ainsi la lettre qu'il nous écrit :

« Je suis heureux enfin, j'ai repris de l'embonpoint et retrouvé mon teint naturel, malgré que depuis deux mois et demi je me livre à mes travaux. Mes amis et ma famille regardent mon rétablissement comme un miracle, et moi je vous dois des jours que la Providence voudra bien me continuer pour mes enfants et ma famille.

» Recevez, monsieur, etc.

» HAUCHECORNE. »

Ajoutez ce fait à ceux qui précèdent ou qui suivent, et j'ose croire que vous me trouverez fondé dans mon opinion, lorsque j'avance que les médecins précipitent en masse les malades dans la tombe.

31ᵉ *obs. Quatre médecins, dont un accoucheur, le docteur Capuron, ou la malade condamnée, guérie.*

La percussion sur la poitrine ou l'usage du stéthoscope, ou bien du plessimètre, sont pour le médecin actuel des moyens de reconnaître les maladies de poitrine. J'ai déjà cité une foule de faits pour prouver que cette opinion est fausse ; et je vais citer encore un beau cas qui vient à mon appui, et qui sera une nouvelle preuve que l'on méconnaît les maladies de poitrine. Voici ce fait : Vers le mois de novembre 1844, et quelque temps après ses couches, madame D..., rue de la Pépinière, à Paris, accusa une maladie de poitrine. Toux très-fréquente, expectoration de matières blanchâtres, oppress on très-prononcée forçant la malade à se tenir assise sur son lit ; respiration très-courte et très-accélérée, pouls petit et très-fréquent ; douleurs vives situées sur le côté droit de la poitrine, plus aiguës pendant l'inspiration ; impossibilité de se coucher sur le côté droit, sueurs générales et abondantes, horreur pour les aliments, tels sont les symptômes qui frappent d'abord. A une faible distance de la malade, on entendait un gargouillement dans la poitrine, comme une espèce de bruit que causerait l'air en passant à travers des corps minces et mouillés ; et l'oreille appliquée sur le côté droit thorax, il était évident que dans le poumon droit l'air n'était ni reçu, ni renvoyé naturellement.

Quatre médecins, MM. les accoucheurs B..., Capuron, et les docteurs G... et R..., appelés employèrent tous la percussion ou le sthétoscope, et tous déclarèrent que le poumon droit était engorgé. M G... jugea aussi qu'il en était de même du poumon gauche, et M. R... qu'il existait déjà un épanchement dans la plèvre droite. tous prescrivirent les adoucissants, les dérivatifs, et tous assurèrent les parents de la malade que l'on devait désespérer de ses jours, à moins que la nature ne fît un miracle en sa faveur.

Le désespoir était dans la famille ; on répugnait à appeler des professeurs de la Faculté par la triste expérience que l'on en avait faite. J'avais des droits à être consulté, et en huit jours je ramenai la malade à une convalescence complète. Mais, à cette époque, en voulant se livrer à quelques promenades, le froid la saisit : les premiers symptômes semblent reparaître tandis qu'ils expriment une maladie différente, j'abandonne la première médication pour passer à une autre opposée, et trois jours suffisent pour faire justice de cette dernière affection, qui était grave. Après celle-ci la première maladie reparut dans son intensité : je revins à mes premiers moyens curatifs, et enfin j'obtins encore une guérison rapide en peu de jours. Pendant les premiers jours, le docteur Capuron continua ses visites ; mais bientôt il fut averti qu'elles étaient inutiles, et il apprit ainsi que l'amélioration dont il s'applaudissait était notre ouvrage.

Que dire maintenant des opinions reçues sur les maladies de poitrine et du moyen pour les apprécier ? Rien autre chose sinon que l'on confond des maladies qui en apparence les mêmes sont absolument différentes, et que la mécanique en reproduisant des sons identiques, mais dus à des causes différentes, conduit nécessairement à des erreurs funestes. On dira, pour me combattre, que j'ai guéri une lésion organique et un épanchement. Je n'en crois pas un mot : chez nous on étudie la nature, mais on ne fait pas des miracles.

Tel est ce fait. Maintenant, docteur Capuron, rappelez-vous qu'un accoucheur de profession ne peut être un grand médecin ; qu'en écrivant en français et en latin sur les maladies des femmes les idées absurdes émises, on ne connaît pas mieux qu'un autre ces maladies ; qu'en passant de Pinel à Broussais on reste toujours aussi loin de la nature dans un système que dans l'autre ; qu'en épousant toutes les fausses doctrines on est toujours un mauvais époux ; et que la leçon que je viens de vous donner suffit, je pense, pour me venger de vos injures et mesurer votre savoir médical à sa juste étendue.

32e *obs.* On admet aussi que l'on est phthisique lorsque le catarrhe est compliqué de fistules de l'anus, et M. Cousin, quai de la Bourse, à Bordeaux, prouve le contraire. Le malade âgé d'une quarantaine d'années, était atteint du catarrhe le plus violent, la toux et l'expectoration étaient très-prononcées, la maigreur extrême, et avec ces symptômes existaient encore l'asthme qui le plaçait sur le bord du tombeau pendant les nuits, et une vieille et profonde fistule de l'anus. Selon les systèmes reçus M. Cousin devait mourir. Depuis long-temps, nous avons prouvé ce que nous venons d'avancer ; néanmoins ce tout docteur vient de Marseille importer à Paris contre cette maladie les viandes, le bordeaux, les aromates et l'ammoniaque ; mais, comme M. Raspail, il regarde comme nouveau ce que nous avons rendu public depuis des années, avec cette différence seulement que nous n'appliquons pas le même remède à tous les accès d'asthme, et que lorsque l'oppression a lieu nous pouvons dans quelques moments faire disparaître l'accès sans *badigeonner* la gorge avec un pinceau trempé dans de l'ammoniaque, parce que nous sommes certain que dans bien des cas ce remède est dangereux.

Tels sont quelques-uns de nos succès, pris dans les cas où tous les malades étaient positivement regardés comme voués à une mort certaine : et ces succès à la main, il est donc positif aussi que, dans une foule de cas, après avoir été conduit sur le bord de la tombe la nature, quand on la comprend bien, nous réserve encore ici, comme pour la gastrite, les névralgies, etc., le retour à la santé. Ces vérités sont mises hors de doute, par ce qui précède et par une conséquence toute simple, il est donc certain que la gravité de ces maladies, et la mort prématurée qu'elles engendrent, sont positivement l'œuvre du médecin dans un très-grand nombre de cas. Mais, pour amoindrir nos découvertes, on dira que parfois le catarrhe une fois guéri reparaît ; mais ce n'est pas là une véritable objection. Nous avons dit plus haut que, dans certains cas, on ne peut que modifier de fortes prédispositions organiques, ou que l'organisme a trop perdu de son principe de vie ; *et on sent qu'on ne peut obtenir toujours une guérison complète. Ces faits dérivent d'un ordre de choses éternel ; et quand donc ces accidents ont lieu, on n'en doit pas moins, à l'exemple du judicieux M. Guérard et d'autres malades, tenir compte au médecin du succès qu'il obtint d'abord, car il n'est pas tenu de réformer entièrement les natures trop vicieuses*, ou de ramener toujours à une santé complète des êtres qu'il avait en quelque sorte *décadavérisés*.

Le traitement de cette maladie varie beaucoup. Indiqué par le mal même, c'est dire que l'on se trompe dans la pratique en conseillant d'abord les saignées, les sangsues, les adoucissants; plus tard, les exutoires, les sétons et le moxa; et plus tard enfin, les fortifiants, tels que la décoction de lichen d'Islande, les infusions amères, l'eau de goudron, etc. Que résulte-t-il d'une marche aussi absurde? que le médecin, n'écoutant pas les cris de la douleur, fait le mal presque à coup sûr, et le bien par hasard. On prescrivait aussi, à presque tous les malades cités, les adoucissants réunis aux opiacés ou calmants; mais les médecins qui agissent ainsi sont comme les pharmaciens qui annoncent des sirops ou des pâtes infaillibles pour guérir les maladies de poitrine, ces médecins ne font réellement qu'administrer la même médication sous des formes différentes. Sans doute ces moyens calment par moments la toux, mais aux dépens des forces organiques, et en rendant incurables les maladies pulmonaires qu'il est souvent si facile de guérir. Si vous demandiez aux malades les détails de leurs divers traitements, ils vous diraient tous qu'ils tentèrent tout remède sans succès, et ils vous apprendraient ainsi que toutes les médications actuelles sont incohérentes, inutiles ou dangereuses, et qu'en courant chez les médecins les plus renommés, ceux-ci, comme les premiers, ne connaissent parfois qu'un vieux empirisme meurtrier.

Tels sont quelques-uns de nos succès. Ainsi, Esculapes premiers et derniers du nom, copiez le passé ou le présent, soyez des pirates aussi adroits que le Corsaire Rouge, formez votre cargaison des marchandises anciennes ou des nôtres, vous pourrez avoir des rangs, des honneurs, à l'instar des professeurs de la Faculté de Paris, mais vous ne serez jamais les génies qu'inspire le dieu d'Epidaure.

2° DE L'HÉMOPTYSIE
OU CRACHEMENT DE SANG.

Cette hémorrhagie, peu abondante en général dès son début, finit par devenir dangereuse par la perte de sang qu'elle cause, et il n'est pas rare qu'elle amène la mort. C'est une des maladies qui effraient le plus les malades qui en sont atteints, comme si par un instinct secret ils étaient avertis des dangers qu'ils courent.

Tant que l'hémorrhagie n'est que peu abondante, elle n'est précédée que d'un léger chatouillement au bas du cou, derrière le sternum, d'une toux très-légère et d'une oppression à peine sensible. Le sang qui est expectoré est rouge-foncé, liquide d'abord, et sur la fin en caillot. Si l'hémorrhagie est forte, les symptômes qui la précèdent ou qui l'accompagnent, tels que le chatouillement, la toux et l'oppression, sont plus prononcés, mais jamais violents, surtout la toux. Les malades ressentent toujours un point légèrement douloureux, correspondant aux fausses côtes.

Les auteurs écrivent que cette maladie est toujours précédée de toux, de dyspnée et de chaleur dans la poitrine; mais cette toux et cette dyspnée ne sont jamais que ce que je viens d'écrire; et quant à la chaleur de la poitrine, elle n'existe jamais.

L'hémoptysie varie beaucoup. Parmi ces variétés l'une est peut-être complétement guérie sans craindre son retour; la seconde peut reparaître quelquefois, mais très-rarement, et souvent disparaître pour toujours; et la troisième est plus facile à reparaître, mais l'on ne doit pas la regarder comme dangereuse tant que l'on suit le traitement naturel.

La science, telle qu'elle est, place cette maladie au rang des signes de la phthisie, et cette prétendue science est alors un mensonge. Si ceux qui l'ont façonnée ainsi avaient bien médité sur la structure des poumons et leur mode de sentir, qui résultaient de la prévoyance de la nature pour la conservation des individus; s'ils avaient bien compris le lien des poumons avec les autres appareils organiques, médité cette harmonie, et comment la nature avait modifié ces mêmes poumons, afin de suppléer à d'autres fonctions, ou de mieux résister aux orages morbides qui se pressent autour d'eux, ces génies prétendus créateurs auraient tenu un autre langage. Non, l'hémoptysie n'est pas ce qu'on l'a faite jusqu'à ce jour, et il n'est pas de maladie plus facile à guérir, ou que l'on puisse améliorer si fortement qu'elle ne cause aucune alarme, même lorsqu'elle complique le catarrhe pulmonaire, qui tient à une prédisposition innée.

La première fois que je visitai M. Philibert, je fus presque effrayé de la masse de sang qu'il venait de perdre, et je désespérais, en quelque sorte, de le rendre à la santé. Malgré cette gravité du mal et l'influence de la saison, il était mieux en quelques jours, et rendu bientôt à la santé.

M. Noirot, son voisin, resta six mois dans son lit en perdant immensément de sang, et retrouva la santé, après avoir été regardé comme incurable pendant des années, ainsi que je l'ai dit plus haut.

Le cas qui suit mérite de plus grands détails, et j'entre en matière. M. Bop, âgé de 28 à 30 ans; était sujet à l'hémoptysie depuis une quinzaine d'années. D'abord faible, cette maladie fit insensiblement des progrès, et, dans les dernières années, le sang était souvent expectoré avec tant d'abondance, que le malade était chaque fois menacé d'une mort imminente. Au mois d'août 1833, le mal se manifesta encore avec violence, et le médecin redoubla d'efforts pour arrêter l'hémorrhagie; on pratiqua des saignées du bras abondantes, celles dérivées du pied; on prodigua les réfrigérants à l'intérieur et à l'extérieur, l'on se servit des dérivatifs les plus énergiques, et tout remède échoua. Appelé dans un moment si critique, je trouvai le malade environné de cuvettes et d'assiettes qui contenaient du sang; tous ses traits étaient profondément décomposés, sa pâleur celle du cadavre, sa parole mourante, toute l'économie prostrée, le pouls filiforme, et avec ces symptômes existait toujours le crachement d'un sang abondant et souvent en caillots. J'ai dit qu'on avait tout tenté; j'agis à mon tour: l'hémorrhagie s'arrêta bientôt et reparut à plusieurs reprises différentes; je persévérai: le mal disparut; et depuis sept ans M. Bop n'a cessé de jouir d'une santé complète.

L'hémorrhagie était aussi très-grave chez Mme Legour; et, belle cure encore chez cette dame, puisque depuis huit ans elle jouit d'une santé complète, perdue auparavant depuis des années.

Madame Lepelletier aussi crachait beaucoup de sang, elle aussi n'espérait plus le retour de la santé; sa position étai extrême, ainsi que je l'ai dit plus haut, et madame Lepelletier n'éprouve plus aucun symptôme depuis long-temps.

Quant au traitement, j'avoue que, soit que l'on considère le médecin lorsqu'il veut prévenir le mal, soit lorsqu'il veut le détruire, j'avoue, dis-je, qu'il ne saurait mieux faire, quand même on l'aurait instruit pour l'aggraver.

3° DE LA PHTHISIE.

Lecteur, du moment que la toux, l'expectoration et la maigreur existent et persévèrent, vous êtes atteint de tubercules situés aux poumons, et, selon nos docteurs, vous êtes donc phthisique. Les Louis, les Andral, les Laennec, etc., ont émis ces idées; mais est-ce d'après l'étude rigoureuse des fonctions organiques? Pas le moins du monde. Ils se sont imaginé, comme les grands niais du siècle, qu'en ouvrant beaucoup de cadavres, ils connaîtraient beaucoup la nature de la maladie, et ils se sont trompés. Sans doute un poumon luttant contre des causes destructrices, et luttant à force pendant longtemps, doit finir par éprouver des lésions, et attester ainsi sa résistance, et alors on sent qu'il ne faut pas être grand prophète pour annoncer de pareils désordres, surtout si on ne combat pas la cause réelle de la maladie. Mais parce que les symptômes ci-dessus indiqués existent avec de pareils désordres, faut-il en conclure qu'alors on est phthsique? Mais d'abord ces symptômes éxistaient chez tous les malades cités au catarrhe pulmonaire et à l'hémoptysie, et ces malades étaient-ils poitrinaires? Pas le moins du monde. Ensuite les poumons, dans leur longue lutte contre la mort, peuvent succomber sans laisser aucune trace d'inflammation ou de lésion, mais seulement par le défaut de principe vital. Voici des faits qui l'attestent: la princesse Marie fut une victime de cette erreur. On la croyait phthisique, et, à l'ouverture du cadavre, les poumons étaient sains. Mlle L...... accuse aussi un catarrhe pulmonaire; les sommités médicales la traitent, le mal fait des progrès; après avoir souffert très-longtemps, elle est phthisique selon tous les docteurs; elle meurt, on fouille le cadavre, et les poumons sont encore sains. Maintenant, fiez-vous à ces systématiques, fiez-vous aux *croque-morts* de l'époque, et vous adopterez des erreurs meurtrières.

Je ne décrirai pas cette maladie: elle est en dehors de cet opuscule; mais je crois devoir annoncer deux faits. Le premier c'est que l'on confond l'état du catarrhe pulmonaire grave avec cette maladie, et que c'est à tort que l'on regarde comme incurables ou comme phthisiques une foule de malades, ce que prouvent tous ceux que je cite à propos du catarrhe. Le second est que l'opinion qui admet que lorsque le père ou la mère meurent phthisiques, leurs enfants atteints du catharre pulmonaire sont destinés à la même mort, est fausse. Cette opinion vient de ce que les maladies de poitrine étant très-mal traitées, ainsi que le prouvent les faits qui précèdent, nécessairement dans une foule de cas les enfants, étant comme leurs parents sujets aux mêmes maladies, meurent parce qu'ils sont traités comme ces derniers. Telle est la cause de cette erreur générale, mais elle est fausse, ainsi que le prouvent les faits parmi lesquels je citerai le suivant: M. Guichaume Rond, ex-notaire à Chali-Saint-Marc, près d'Étampes, perdit sa femme de la phthisie, et, quelques années plus tard, son fils, âgé de 16 ans, mourut de la même maladie. Il lui reste une fille âgée de 14 ans: chez elle le catarrhe pulmonaire se caractérise; il fait de rapides progrès; la jeune fille arrive à tous les symptômes de la phthisie; d'après les médecins la mort est regardée comme imminente, surtout à cause des souvenirs amers qui se trouvent dans la famille; je suis consulté lorsque tout espoir semble perdu, et la jeune fille retrouve une santé complète.

4° DE L'ASTHME.

Cette maladie se fait sentir en général vers minuit par une oppression subite, une espèce de sifflement au moment où l'air pénètre dans la poitrine ou sort de cette cavité, et par l'impossibilité où se trouve le malade de se tenir couché et d'exercer aucun mouvement sans accroître l'intensité du mal. Au début de celui-ci, le frisson a lieu, dure pendant l'accès, et le teint devient plus ou moins plombé, tandis que la toux et l'expectoration disparaissent entièrement. Cet état morbide dure ainsi depuis quelques heures jusqu'à des journés entières, accompagné d'autres symptômes toujours plus graves pendant la nuit. Quant le terme de l'accès est près d'expirer, le frisson cesse, les urines deviennent rougeâtres, une faible expectoration recommence, et le malade respire librement.

A mesure que l'*asthme* fait des progrès l'oppression augmente de plus en plus, surtout pendant la marche, ou en montant des escaliers; et quand enfin le malade ne respire plus que par le diaphragme, et lorsque l'oppression est continue, toute guérison est impossible dans quelques cas rares, et l'on doit se borner à obtenir de l'amélioration.

Cette maladie varie beaucoup; quelquefois elle se borne à des oppressions passagères, qui reparaissent toutes les nuits, pendant une ou deux heures chaque fois. Dans plusieurs circonstances, ces oppressions sont remplacées par des accès qui durent trois ou quatre jours, parfois des mois entiers, et qui souvent deviennent même continus. Tantôt le mal est peu grave, et parfois au contraire il se manifeste avec tant de violence que le teint du malade est violacé. Souvent l'accès cesse entièrement, et, dans quelques cas, pour être exempt d'oppression, il faut rester dans l'immobilité la plus complète, et garder même le silence le plus absolu.

On admet que l'asthme est au-dessus des ressources de l'art. Je soutiens au contraire que dans tous les cas il est complétement curable; qu'il est très-rare qu'il n'en soit pas toujours ainsi ; que dans tous on peut fortement diminuer le mal, *soit sous le rapport de la gravité des accès, soit sous celui de leur durée ou de leur intervalle*; que *parfois la guérison est rapide*; que *toujours on obtient une amélioration sensible en quelques instants, quoi que les accès soient longs et violents*; et que *tous ces avantages peuvent être conquis chez des personnes âgées et qui souffrent quelquefois depuis des années*. Telle est mon opinion, et j'ajoute que parfois, dans les cas où l'oppression est continue, on peut encore alléger le mal, et souvent ramener la santé. Je possède peu de faits parce que cette maladie est rare ; néanmoins je crois prouver tout ce que j'avance par les succès que me doivent dans les cas les plus graves l'enfant de M. Oberni, rue Beaubedat, en face la fontaine Crystoly, à Bordeaux ; M. Cousin, marchand cordonnier, quai de la Bourse, à Bordeaux ; MM. Duthouin, Fortier, James, Lefèvre (François), M. Hauchecorne-Jacquemin, M. Prudhomme, madame Loiseau, M. Roger, cités à l'article *Catarrhe* ; M. Lefèvre, capitaine de marine à Condé (Nord), M. Saint-Amand, r. du Nord, maison Hervé, à Elbeuf, madame Allier, rue Godot-de-Mauroy, 27, à Paris, et maintenant rue Chaussée-d'Antin, 11, à Paris, mademoiselle Héloïse Lodé, à Magny, près Paris, etc.

Tels ont été mes succès, que je ne dois pas plus aux connaissances des docteurs académiciens, qu'à l'usage de la pâte de Regnauld aîné, ou au sirop de lichen d'Islande, préparé par M. Tapie, pharmacien à Bordeaux, auquel je ne trouve qu'un défaut, *celui de dédier à un archevêque ses écrits sur la sauge. Sans doute il ne voulait être prôné que dans l'intérêt de l'humanité!*; mais il avait oublié qu'un archevêque a bien autre chose à faire que de s'occuper de drogues d'apothicaire, surtout dans un temps où les philosophes ont rendu les esprits si pervers qu'ils ne croient plus aux reliques de Rome.

Quant à la durée des accès, elle était tantôt de cinq à six jours, tantôt moindre ; tantôt le malade passait la moitié de la vie dans les accès, et parfois l'oppression était continue, avec des redoublements pendant la nuit.

Quant à la gravité du mal, j'ai vu le jeune Oberni violet ; la mort était aussi souvent imminente chez MM. Bataille, James, Fortier, etc. Quand le petit Oberni fut guéri, le médecin qui le traitait me diffamait : mais cela n'avait rien d'étonnant; il fallait faire cause commune avec ses grands confrères, puisque, comme eux, il se laissait guérir une foule de victimes.

Dans quelques cas l'asthme se lie seulement au coryza chronique, et cette variété mérite aussi d'être approfondie. Si M. Guérard présente une variété d'asthme peu rare, si M. Lefebvre en offre une autre qui diffère de celle de M. Guérard ; si un autre malade étouffe périodiquement pendant les chaleurs, et enfin si Mme Allier accuse une oppression bien différente de toutes les autres, il existe aussi une oppression périodique qui n'a aucun rapport avec les précédentes et dont il n'est pas facile de déterminer le caractère, *revers qui vient d'une espèce d'inertie, soit d'un organe, soit d'un penchant, puisque cette oppression disparaît instantanément en donnant de l'activité à cet organe ou à ce penchant, malgré qu'elle dure depuis plusieurs semaines.*

Quelle est la nature de cette maladie? Aucuns docteurs nient son existence et ne veulent voir dans cette affection qu'une lésion organique du cœur. Quant à nous, il nous semble qu'on n'a jamais vu un squirrhe, ou une atrophie d'un œil, ou du muscle deltoïde, exister le lundi, disparaître le mardi, revenir le dimanche, et continuer ainsi pendant des années, en finissant ainsi par guérir.

L'asthme n'étant qu'un remède contre une autre maladie, il faut agir sur cette dernière pour obtenir des succès. Les auteurs sans principes aucuns conseillent une médication active; mais des boissons froides et acidulées, tout aussi bien que les infusions émollientes tièdes, peuvent calmer ou accroître l'accès: et même langage sur l'emploi des saignées, des purgatifs, des vapeurs chaudes, de l'air frais, des potions hermétisées : tout, jusqu'à la chaleur même du lit, est dangereux ou utile, selon son emploi, et c'est faute d'apprendre à connaître ce dernier que les auteurs ou les praticiens, dans le cas d'asthme, sont mille fois plus à craindre que le mal même, ainsi que le prouvent les malades cités plus haut, et qui appartenaient à la première variété d'asthme. Mêmes revers pour la seconde variété de cette maladie, ce que prouvent parmi mes succès encore, ceux obtenus chez Mme Allier, que M. Petroz soumit aux saignées, aux sangsues, aux débilitants d'abord, et plus tard aux toniques sans le moindre succès, parce que l'organisme, toujours inflexible quand on méconnaît ses cris douloureux, ne cesse, par ses plaintes continues et trop souvent extrêmes, de prouver que la nature de nos maux est encore peu approfondie. Voici, au reste, comment s'exprime M. Guérard, âgé de plus de 60 ans :

« Avant de vous connaître, j'ai été dix ans sans pouvoir me mettre au lit, et j'étais toujours forcé de me placer en face d'une croisée ouverte, même dans les saisons les plus rigoureuses, et à passer ainsi les nuits. Depuis votre traitement, c'est-à-dire depuis environ quatre ans, je n'ai pas eu un seul accès d'asthme, je me mets au lit avec plaisir, j'y suis aussi heureux que celui qui jouit de la meilleure santé ; je dors paisiblement, jamais je ne tousse ni ne crache la nuit, et voilà le plus grand bien que vous pouviez me faire. »

DE LA MALADIE VÉNÉRIENNE.

La fièvre, l'hypochondrie et la folie exceptées, il n'est pas de maladie sur laquelle on déraisonne davantage et que l'on soumette à un empirisme plus dégoûtant et plus dangereux à la fois, parce qu'on l'isole trop d'une foule d'autres maux auxquels elle ressemble plus qu'elle n'en diffère ; qu'on méconnaît ses véritables causes, qu'on oublie que nous y sommes prédisposés comme à la variole ou à la rougeole ; que ses symptômes sont un remède contre une maladie interne, et que sous le nom de *syphilis* on groupe plusieurs maladies essentiellement différentes. Si l'on eût reconnu ces vérités, jamais la syphilis n'eût été regardée comme importée d'Amérique en Europe, et le médecin, loin de séparer des amants, de porter le mépris et des discordes chez des époux, eût employé le véritable remède du mal et conservé le bonheur et la santé d'une foule d'individus.

Depuis l'existence de cette maladie, des docteurs un peu mieux trempés que ceux de la rue Saint-Paul à Bordeaux et de la rue Vaugirard à Paris, ont composé de gros volumes sur cette maladie importée, dit-on, d'Amérique en Europe par un évêque, et la nature du mal n'en est pas moins restée inconnue. A part un peu moins d'empirisme que du temps de François Ier qui mourut de cette maladie, celle-ci est encore traitée de même. Cependant, si on l'avait considérée ainsi que je viens de le dire, vraisemblablement on ne raisonnerait pas encore en aveugle sur elle, et alors le mercure, la salsepareille, le muriate d'or, les sirops de toute espèce et les robs, ainsi que toutes les drogues introduites dans la pratique par des charlatans, ou des membres des facultés, ou des académies, ce qui est la même chose, ne viendraient pas ajouter au mal, ou le prolonger, ou le rendre mortel. Ce que j'avance est positif ; par une conséquence qui en découle, vous imiterez la nature, et alors tous ces prétendus maux si graves s'effaceront presque à volonté. Mais en vain cette marche vous sera familière, si vous oubliez les principes qui doivent servir à la guider ; vous ne serez qu'un médicastre comme le docteur Basile à Bordeaux, ou le docteur R.... à Paris.

Quant à ces variétés, les voici.

1° DE LA BLENNORRHAGIE.

Cette maladie, vulgairement appelée chaude-pisse, se manifeste à *l'état aigu* par un écoulement plus ou moins abondant, et une douleur cuisante dans le canal de l'urètre pendant et après le passage des urines. Parfois compliquée d'hémorrhagie, de rétention d'urine, elle est toujours mal traitée. Parmi les médecins, les uns n'ont recours qu'aux antiphlogistiques d'abord, et plus tard aux astringents ou au copahu, et les autres qu'au copahu dès le début ; par cette marche, tous entretiennent long-temps le mal ou ne le suppriment que pour le laisser reparaître, et vous exposent à des ophthalmies syphilitiques, à des ulcères de la gorge, à des rétrécissements et à la syphilis constitutionnelle des plus intenses. Ici comme ailleurs, distinguant le degré du mal, mon traitement offre au contraire l'avantage de calmer promptement les douleurs et de supprimer l'écoulement en peu de jours, tout en renonçant toujours au copahu et en évitant la formation d'un rétrécissement.

Naguère M. P... accuse une blennorrhagie, et il consulte son médecin ordinaire qui ne le guérit pas. Il court chez M. Ricord. Le chirurgien prescrit deux injections par jour avec l'eau de rose ; 200 gram. sulfate de zinc ; — acétate de plomb cristallisé, un gram. de chaque, mêlez ; tous les jours 20 capsules de cubèbe et d'alun en deux doses. Avec chaque dose, une cuillerée à bouche du sirop suivant : — Sirop de tolu, 500 gram ; cachou, 8 gram.

RICORD.

Le mal persévère et se complique d'hémorrhagie de l'urètre. Le malade consulte de nouveau son chirurgien qui lui livre la consultation suivante :

« Matin, une friction avec la pommade suivante : onguent hydrargyrique double (onguent mercuriel double), 30 gram. ; extrait de belladone, 2 gram ; discontinuer l'usage des capsules. — Suspendre l'usage des injections.

« Paris, 18 décembre 1843. RICORD. »

La blennorrhagie se complique de chancres à la gorge et d'hématurie ou pissement de sang. Bientôt le jeune homme accuse une double hémorrhagie, l'une du canal de l'urètre et l'autre de l'anus ; il perd abondamment du sang ; de plus, il souffre de la gorge et il se démoralise. Il trouve que les médicaments pris chez le pharmacien qu'on lui a indiqué sont d'un prix trop élevé, et il se rend rue des Lombards. Il raconte au pharmacien sa position ; celui-ci lui propose de le traiter ; le malade accepte, et il lui fait prendre par cuillerées une dissolution alcoholique de térébenthine. Trois jours après, le malade accuse à la fois la blennorrhagie, les deux hémorrhagies, des ulcères à la gorge, et, de plus, une ardeur corrosive dans le larynx et une extinction complète de la voix. Tel est l'effet du copahu, du cubèbe et des térébenthines, sa position était grave ; cependant, en quelques jours, le traitement naturel détruisit tous ces maux, et prouvait ainsi combien, dans les maladies les plus simples, la science est funeste. Au reste, que peut avoir de commun la cause d'une simple blennorrhagie avec le mercure, le cubèbe, l'acétate de plomb, l'alun, l'extrait de belladone, le cachou, le baume de tolu, etc ? Rien autre chose, sinon que l'on crée des maladies dans une foule de cas, en cherchant à détruire celles qui existent, ce que l'on éviterait si l'on précisait un peu mieux la nature du mal.

A l'état chronique, la blennorrhagie se manifeste par un écoulement jaunâtre peu abondant, et le plus souvent par une matière blanchâtre filamenteuse, qui augmente parfois aussi. Cette maladie, qui peut durer des années, est regardée en général comme très-grave ou comme incurable : et c'est une erreur matérielle ; car en tenant compte de ses véritables causes, trop ignorées dans la pratique ordinaire, on peut améliorer le mal en peu de semaines et le guérir en peu de temps en général, sans recourir à aucune espèce de remèdes connus, tels que le copahu, les sudorifiques, les purgatifs, le mercure, etc., vérité que je viens de constater encore chez des malades qui accusaient une blennorrhagie grave depuis long-temps.

2° DU CHANCRE.

Cette maladie débute par une vésicule blanche, se caractérise souvent par un blanc sale ou grisâtre et entouré de bords à pic, ayant la même couleur, sans cercle rouge et sans que le malade éprouve des douleurs vives. Quelquefois il présente un autre aspect : sa surface est d'un rouge plus ou moins foncé, à bords à peine sensibles, offrant la même couleur, sans aucune inflammation dans les autres parties environnantes, et sans que le malade accuse de la douleur ; parfois le chancre débute par la gangrène.

Des médecins n'attribuent cette maladie qu'à un virus. Quant à moi, je ne cesserai de répéter qu'elle dépend presque toujours, comme la pustule maligne ou le charbon, d'une prédisposition organique particulière, et que le mal ne se développe que sous l'influence des fonctions de l'organe qui en est le siége. J'ai de beaux faits qui prouvent ce que j'avance. Loin de tenir compte de cette vérité, chacun combat le mal selon ses idées plus ou moins rétrécies; on appelle à son secours les rafraîchissants, la salsepareille, les mercuriaux, la cautérisation; et ici, comme dans la blennorrhagie, le mal résiste ou s'aggrave, ou finit souvent par quitter son siége primitif pour se montrer plus rebelle sur un autre organe, et montrer ainsi en fuyant, sans cesser d'être plus terrible, qu'on ignore sa nature.

Voilà une idée des erreurs où l'on tombe dans cette variété syphilitique. Ici comme ailleurs, formulant toujours d'après le mal, et suivant par conséquent une médication bien différente de celles connues, je puis dire, d'après les faits les plus positifs, que je rends la durée du mal bien plus courte; que je calme les douleurs très-promptement; que, grâce à mon traitement, la cicatrisation marche vite; qu'elle commence souvent en quarante-huit heures, et qu'en général la guérison a lieu en quelques jours.

3° DU BUBON.

Cette maladie, qui se manifeste par une tumeur inflammatoire formée dans l'une des aines à la suite du chancre, est pour les médecins actuels un symptôme particulier. J'ai médité sur cette maladie, et pour moi elle est l'effet du chancre; elle est, comme ce dernier, un remède contre une maladie interne, souvent encore contre les remèdes actuels, et, d'après ces mêmes idées, je ne suis que vrai en ajoutant que, si l'on traitait bien le chancre dès sa naissance, le bubon serait inconnu, à moins que l'absorption du pus ait lieu dès le début du mal, ce qui est très-rare, et qu'une fois qu'il existe on ne doit pas le faire suppurer.

Ici comme ailleurs on doit formuler d'après la nature du mal, et alors les succès se présentent comme d'eux-mêmes, ainsi que le prouvent les guérisons rapportées dans mes écrits, cas dans lesquels le bubon avait non-seulement détruit les glandes inguinales, mais causé encore de vastes ulcères, la gangrène et la carie, bubons qui, passés ainsi à l'état le plus grave, avaient résisté aux traitements ordinaires.

4° DE LA SYPHILIS CONSTITUTIONNELLE.

Cette maladie se manifeste aux yeux par des ophthalmies dont le pus est verdâtre, à la bouche et à la gorge par des ulcères, à l'anus par des excroissances qui prennent le nom de pustules, de crête de coq, de condylômes, de rhagades, selon la forme qu'elles adoptent; et à la peau, par des taches plus ou moins livides, des pustules ou des ulcères profonds, ou avec des tubercules dont les formes sont très-variables.

1re *obs.* Quelquefois le mal consiste en des PUSTULES, recouvertes à leur surface d'exsudations concrètes nombreuses, dont la forme imite de petites cornes de chevreau ou des crêtes de coq, et dont la couleur est jaunâtre. Elles peuvent envahir toutes les parties du corps. Chez un nommé ***, au 48e régiment de ligne en garnison à Bordeaux en 1832, elles formaient une espèce de chapelet sous le menton, et un autre pareil sur l'abdomen, un peu au-dessus de l'ombilic. L'une des excroissances avait près d'un pouce de longueur. Ce jeune homme séjourna long-temps à l'hôpital sans obtenir la moindre guérison, tandis que peu de jours me suffirent pour le rendre à la santé.

2e *obs.* J'ai observé chez un jeune homme de vastes pustules s'étendant du pénis au périnée, à l'anus et au nombril, compliquées d'un chancre profond qui dévastait le gland. Le malade avait suivi plusieurs traitements sans arrêter les progrès du mal. Soumis au traitement naturel, le chancre était détruit en une semaine, et la guérison des pustules eut lieu encore rapidement. Aux moyens ordinaires on ajoute surtout l'excision des pustules, mais cette opération est douloureuse et n'empêche pas le mal de se reproduire; tandis que le traitement naturel renonce non-seulement à tous les remèdes, tels que salsepareille, mercuriaux, cautérisation, mais encore à l'excision, et qu'il obtient un succès six fois plus prompt, sans exposer à aucun danger.

3e *obs.* Passons maintenant aux ULCÈRES. D'après les faits les plus positifs, le traitement de la syphilis à Lille, à Bordeaux, etc., où l'on suit les principes connus, est monstrueux; et à Paris est-on plus habile? Je vais encore interroger les faits pour résoudre la question. Un jeune homme est épris d'une femme à vertu suspecte. Il la conduit chez M. Cullerier; ce chirurgien la visite et la déclare saine. Tel fut son jugement. Le jeune homme ne tarda pas à recevoir les caresses de sa Danaé, et cinq jours après il accusait un vaste chancre et la blennorrhagie. Le malade courut néanmoins chez M. Cullerier, et suivit plusieurs mois le traitement qu'il lui prescrivit. Pendant ce temps, le mal, loin de diminuer, empira, puisque des ulcères envahirent la gorge. Las d'un long usage de salsepareille, du mercure et de pilules de copahu, il courut chez le docteur Alibert, professeur à la Faculté de Paris et médecin de l'hôpital Saint-Louis. Ce professeur ordonna une infusion de lin nitré, des bains locaux de décoction de racine de guimauve, des gargarismes composés d'eau de ronce, de miel rosat et de sirop de mûres. Et le mal resta le même. Puis arrivèrent le copahu, le mercure sous le nom de liqueur de Wan-Swieten, la tisane d'Arundo; pendant ce temps on porta la pierre infernale sur le chancre extérieur, sur ceux de la gorge; et savez-vous, lecteur, quel fut l'état du malade après des mois entiers de ce traitement? Plus grave, tandis que j'ai obtenu la guérison en peu de semaines.

4e *obs.* Chez M. T***, à Amiens, après neuf ans de souffrances le mal était tel que le palais était presque entièrement détruit, ses débris livrés à des ulcères, et la joue gauche ulcérée profondément à l'intérieur, et percée de part en part par une large ouverture par où s'écoulaient la salive et une partie des boissons. Les bords de cette ouverture étaient d'une couleur lardacée, tandis que la lèvre supérieure, d'une couleur cendrée, avait les deux tiers de son bord détruits, et ses muscles isolés par la perte du tissu cellulaire. Ce malade avait été soumis aux mercuriaux, aux sudorifiques prolongés, aux saignées, aux sangsues, etc., et enfin, après des années de souffrances, regardé comme voué à la mort, je le guéris en un mois.

5e *obs.* Chez un nommé Lelou, rue du Vert-Bois, à Lille, le mal est bien différent, mais bien plus grave. Attaché à l'hôpital militaire de Lille, un jour, en maniant dans l'amphithéâtre un bistouri qui venait de servir à disséquer le cadavre d'un homme mort de la syphilis, il se blesse le pouce gauche: des douleurs vives se font sentir, et quelques jours après l'inoculation du virus, la plaie avait le caractère vénérien. Quelques mois après, la main ne présente plus qu'un vaste ulcère livide, noirâtre, qui la ronge. Plus tard, une plaie de la même nature et aussi vaste se forme au milieu de l'avant-bras, et, après vingt-deux mois de martyre pendant lesquels on incisa le pouce, deux cent cinquante sangsues furent appliquées, le mercure administré à haute dose, la salsepareille prodiguée en sirop et en décoction, les bains locaux de deutochlorure multipliés, les pansements pratiqués tantôt avec de l'onguent mercuriel et tantôt avec du cérat opiacé, etc.; après vingt-deux mois, dis-je, de martyre, les médecins et les chirurgiens de l'hôpital lui déclarèrent que sa seule ressource était l'amputation du bras. Sa position était affreuse; il vint me consulter, et en quelques semaines ses ulcères étaient cicatrisés.

D'après ce qui précède, on voit que le traitement de la syphilis constitutionnelle se réduit en général dans la pratique à la cautérisation, à l'excision, aux sudorifiques et au mercure: c'est toujours le charlatanisme ancien qui domine partout; c'est lui seul que l'on a travesti en science quand la nature du mal reste inconnue, et c'est dire que l'on ne peut qu'éprouver de grands revers, tandis que ma médication offre ici les mêmes résultats que dans les variétés précédentes, et c'est dire que je puis étonner par la rapidité et la simplicité avec laquelle je guéris. Sans doute on rencontre des cas de syphilis constitutionnelle des plus rebelles, mais alors il suffit dans chaque variété, pour obtenir la guérison, d'être exact dans la pratique de mes principes.

Tels sont quelques-uns des beaux faits que j'ai recueillis. J'ose croire qu'ils ne laissent nul doute sur les erreurs que je signale et la supériorité de ma méthode, d'autant plus remarquable que j'ai obtenu toutes ces cures par des moyens curatifs entièrement différents en général dans chacune d'elles. Que conclure maintenant de tous ces faits *dont je garantis l'authenticité*, et auxquels je pourrais en ajouter d'autres? Rien autre chose, sinon qu'il est positif que la nature de la syphilis, telle qu'on la considère, est méconnue, et que les divers remèdes avec lesquels on combat le mal ne forment qu'un empirisme complet et trop souvent funeste.

En suivant mes principes, nous pouvons dire sans crainte non-seulement que l'on guérit vite et bien la syphilis, mais que si notre médication était popularisée, les hôpitaux destinés à cette maladie seraient inutiles. M. Ricord présente-t-il cet avantage dans les connaissances de la nature de cette maladie? Partout je le trouve à la hauteur de ses confrères morts ou vivants. Il est dans le vague comme eux, ou plutôt il copie toutes leurs absurdités admises ou il les grossit. D'abord, M. Ricord croit au virus syphilitique : ainsi, un jeune homme est infidèle, sa maîtresse accuse la syphilis; et, selon le galant M. Ricord, c'est le jeune homme qui n'a rien qui donne quelque chose. C'est ainsi que le docteur Ricord prouve l'existence du virus.

1re *obs*. M. L... est atteint de la syphilis, il consulte, et le mal fait des progrès. Enfin il s'adresse à M. Ricord qui lui livre la consultation suivante : « bol induré datant de six semaines, œdémite; emplâtre de Vigo, *cum mercurio*. — Poudre de calomel sur l'induration de la verge. — Tous les jours, trois verres de décoction de bardane. On mettra, dans chaque verre, une cuillerée à bouche de sirop de Cuisinier. — Tous les soirs une des pilules suivantes : Proto-iodure d'hydrargyre, tridace, de chaque 3 grammes; cerat thébaïque, un gramme; de ciguë, 6 grammes, mêlée pour 60 pilules. Régime très-doux.

»Paris, 17 juin,

» Signé : Ricord.»

Le jeune homme suivit cette consultation, il se présenta plusieurs fois chez M. Ricord, et le mal persévéra. Dès lors, il abandonna ce chirurgien et se présenta chez moi dans l'état suivant : il accusait deux chancres vastes et profonds sur les côtes du gland, une pustule avoisinant le chancre du côté gauche, et un engorgement grave avec induration du prépuce. Ainsi le mal était bien plus grave qu'à l'époque où il consultait pour la première fois M. Ricord. En suivant le traitement naturel, M. L.... fut mieux en trois jours, et il obtint la guérison en peu de temps. Et que penser encore une fois des mercuriaux, des sudorifiques, des calmants comme spécifique, contre la syphilis? rien autre chose, sinon que, entre les mains de M. Ricord et de ses confrères, on trouve l'empirisme le mieux arrondi et le plus dangereux à la fois.

2e *obs* Un autre malade, M. L...., rue Ste-Avoye, accuse aussi la syphilis qui a gagné déjà la bouche et l'arrière-bouche. Il est d'abord traité par un médecin ordinaire, mais toujours d'après les conseils de M. Ricord que le malade visitait conjointement avec son frère Esculape. Après trois mois de conseils de ces deux médecins, la syphilis était plus grave, et alors le malade se rendit seul chez M. Ricord pendant quatre mois. Parmi les consultations qu'il livra au malade, en voici deux :

1re *consult*. — Aujourd'hui, 5 mai. — Il existe » encore une plaque ulcérée de la langue. — On » prendra tous les jours deux des pilules suivantes :

» Proto-iodure d'hydrargyre, tridace, de chaque » trois grammes; extrait thébaïque, un gramme; » extrait de ciguë, 6 grammes : 60 pilules. — » Tous les jours au matin trois verres d'une décoction concentrée de salsepareille. On mettra » dans chaque verre une cuillerée à soupe de sirop de Cuisinier. Il faudra se gargariser deux » ou trois fois par jour avec décoction de ciguë, » 200 grammes, bichlorure d'hydrargyre, 10 » grammes. — Tous les huit jours on suspend le » traitement pour prendre à jeun trois verres » d'eau de Pullna.

» Signé : Ricord. »

2e *consultation*. — » Il existe encore quelques » plaques muqueuses à l'amygdale et au pilier » gauche de la gorge. Il existe aussi une roséole.

» On prendra tous les deux jours une fumigation avec huit grammes de cinabre (45). Les » jours intermédiaires, on fera une friction dans » le creux d'une aisselle avec 4 grammes d'onguent mercuriel double en alternant d'une aisselle à l'autre. — Reprendre la tisane sudorifique et le sirop. — Régime doux. — Reprendre » aussi les gargarismes.

» 1er août. Signé : Ricord. »

D'après ces deux consultations, on a une idée de la maladie même et de tout le savoir de M. Ricord; il se réduit tout simplement à celui des empiriques modernes et anciens. De quoi se composent les pilules? de proto-iodure d'hydrargyre, et les gargarismes de bichlorure d'hydrargyre, ou, en termes ordinaires, du sublimé corrosif. Qu'est-ce que le cinabre? Du mercure et du soufre. Quant à l'onguent mercuriel, son nom dit sa nature. Ainsi, le mercure est, pour le chirurgien des Capucins, le remède héroïque contre la syphilis, malgré tous les maux qu'il a constamment produits, et, bien que tous les observateurs aient flétri son emploi, ce remède est en première ligne; ensuite vient la salsepareille, le remède des mais, et si efficace que, lorsque l'on s'en sert des mois entiers, même des années, le mal résiste, ou, s'il guérit, on est tenté d'admettre que c'est l'effet du temps. Comme tous les empiriques aussi, M. Ricord prescrit l'extrait thébaïque, qui n'est que de l'opium, et celui de ciguë, qui a la même vertu, celle de calmer. Mais est-ce un moyen de guérir? Non, sans doute, mais un moyen dangereux; car il exalte le cerveau pendant qu'on l'irrite par le mercure, et qu'on expose ainsi le malade à la folie ou à la paralysie, ce dont les exemples sont frappants.

A toutes les époques de la médecine, les purgatifs ont été les armes des empiriques; M. Ricord s'en empare à son tour. Mais n'est-ce pas un non-sens médical que d'irriter les intestins pendant qu'on irrite la bouche et tout le système cérébral? N'est-ce pas détruire par un remède l'effet d'un autre remède? La syphilis ne fait pas exception aux principes généraux de la nature; traiter ainsi cette maladie, c'est la méconnaître complétement, et M. L...., qui fait le sujet de cette observation, en est la preuve évidente Après ce traitement, conseillé par M. Ricord, le malade accuse une inflammation violente de la gorge, qui rend la déglutition presque impossible : le bord latéral gauche de la langue présente une large pustule et l'extrémité antérieure de cet organe est coupée à pic, pendant que les gencives sont gonflées et les dents menacées dans leur existence. C'est dans cet état que M. L.... se présenta chez moi : je devais désespérer si je n'avais eu que le savoir de prescrire le mercure ; mais depuis long-temps ce savoir est chez nous un savoir méprisé : pas de salsepareille, chez nous pas d'opium contre la syphilis, ces remèdes sont les armes des esprits infirmes ou empiriques ; je ne connais que celles que dicte la nature, et, grâce à elles, mon malade, comme les précédents, n'éprouvait plus de douleurs en quelques jours et recouvrait les charmes de l'existence en un mois.

M. Ricord assimile la syphilis à la morsure du chien enragé ou à la piqûre de la vipère ; et, partant de ce principe, les caustiques sont d'abord les seuls remèdes, et les plus violents sont les plus efficaces pour guérir le chancre. Il aurait désiré se servir de fer rouge, mais le fer effraie les malades, et il ne conseille que la pierre infernale. Bien plus, pour effrayer sans doute moins les malades, il regarde le fer rouge et la potasse comme des *antiphlogistiques*. M. Ricord voit de travers en assimilant la syphilis à la rage ; car par la cautérisation on ne détruit pas la cause, mais on agrandit le mal local, on le rend souvent plus grave, et avec ce surcroît de douleurs on détermine ensuite des bubons cent fois plus dangereux que le mal même. Ce conseil ne me rappelle pas mal les pauvretés médicales du docteur Serres dans le traitement de la variole. Le chirurgien des Capucins voudrait aussi qu'on enlevât la partie affectée dès le début du mal. S'il avait été un peu plus investigateur, en voyant que la plaie qui restait après l'excision du prépuce se convertissait en suite en chancre, l'expérience l'aurait détourné d'une semblable opinion, qu'il aurait encore moins émise s'il possédait l'analyse du mal. Quant au traitement du bubon en général, même marche ; on cherchera à le faire avorter comme le chancre. Alors on le couvrira d'un vésicatoire, et, l'épiderme enlevé, on couvrira encore la tumeur d'un plumasseau enduit d'un liquide caustique, afin de produire des eschares ou la gangrène, tandis qu'on regarde le bubon phlegmoneux comme dangereux, quoiqu'on l'irrite par son traitement. Dans la blennorrhagie, même rétrécissement d'idées. Avant lui, et long-temps avant lui, on avait préconisé les stimulants dans les ophthalmies, et par analogie on crut devoir s'en servir dans le catarrhe du canal de l'urètre. Dans ce dernier cas, on a préconisé surtout la cautérisation, M. Ricord conseille les injections avec une dissolution d'iodure de fer. Voilà une idée de la malice du docteur dans le traitement de la blennorrhagie ; il remplace un caustique par un autre corps qui irrite de même ; avec ce dernier on produit des merveilles et avec l'autre on avait bien moins de succès. Ainsi : M. le docteur Ricord redoute partout les virus, il les poursuit avec ardeur, et si dans la blennorrhagie il survient des phlegmasies violentes, des hémorrhagies, des rétrécissements du canal, des catarrhes de vessie, on oubliera tout cela pour ne penser qu'à la mort du virus.

Si, malgré tous ces remèdes *anodins*, la syphilis devient constitutionnelle, M. Ricord appellera à son secours les remèdes de tout le monde, les sudorifiques, et surtout le mercure ; et avec cette marche, si j'en juge d'après le passé, vous aurez le malheur, après avoir torturé les malades par le fer, la pierre infernale, le feu et les excisions, d'ajouter aux pustules, aux rhagades, aux crêtes de coq, aux ulcères, un surcroît de gravité, l'engorgement des gencives, la perte des dents, la folie, la paralysie et une foule d'autres maladies plus terribles que la syphilis, et desquelles je pourrais citer des exemples. Enfin, si le mercure échoue, M. Ricord conseille d'être empirique, ce qui fait que, si vous êtes martyr de l'amour, vous le serez encore du fer, du feu et des charlatans.

S'emparer de vieilles idées, donner à la syphilis un virus chimérique pour cause, comme les empiriques ; conserver avec cette hypothèse une médication honteuse pour la raison et flétrie par les suites les plus désastreuses, et rendre ses idées en style de tambour de la 2e légion ; tel m'a paru le *Traité* de M. Ricord sur la vérole : traité qui nous montre que la maladie la plus bénigne devient une maladie monstrueuse une fois méconnue, et que si elle inspire des craintes on doit redouter encore plus sa médication.

Tel est le savoir médical en renom dans la syphilis, et ce savoir est un tissu d'erreurs grossières. En résumé, ici comme ailleurs, si on comprend la nature de son début, la blennorrhagie comme les autres catarrhes est calmée rapidement et détruite ensuite sans exposer le malade à aucune suite fâcheuse ; le chancre ne s'étend point au delà du point qu'il occupe d'abord, et dès-lors le bubon, les ulcères de la gorge, de la peau, les pustules, et, en un mot, tout ce que le mal offre de plus grave reste, en général, inconnu. Ce sont là les premiers avantages de notre médication, et les seconds sont tels, que cette blennorrhagie, ces mêmes chancres, ces mêmes ulcères de la bouche, de l'anus et de la peau, les pustules, etc., ne peuvent plus être considérées que comme un mal benin, même dans les cas les plus graves et les plus anciens ; avantages qui placent désormais la syphilis dans l'impossibilité d'être nuisible au genre humain, en même temps qu'ils nous prouvent que son origine est fabuleuse, ses divers traitements un empirisme barbare, et son histoire un épisode de l'art qui flétrit le plus à la fois la science et de grandes renommées.

DES MALADIES DES VOIES URINAIRES.

1° DE LA GRAVELLE.

Depuis long-temps cette matière a fixé mon attention; et aujourd'hui je puis en parler en maître, malgré les difficultés immenses que la nature a mises pour la voiler. Et d'abord on se trompe encore grossièrement sur les causes de cette maladie; car, évitant celles qu'indiquent les auteurs, le mal n'en persévère pas moins.

Cette maladie varie beaucoup : souvent à peine sensible, elle est parfois intense. Dans ce dernier cas, les symptômes ci-dessus sont accompagnés d'un frisson violent, la respiration existe à peine, le pouls devient filiforme, intermittent, le teint violet, des nausées et des vomissements paraissent, et alors il n'est pas rare que le malade succombe. Cet état se manifeste à des époques plus ou moins rapprochées, intervalles pendant lesquels le malade éprouve des douleurs de reins passagères et des envies très-fréquentes d'uriner. Telle était depuis trois ans ma position, lorsque je découvris enfin le traitement véritable de la gravelle, dont je me suis guéri depuis douze ans, et que je pourrais faire reparaître et disparaître facilement à volonté si je voulais.

Les auteurs regardent cette maladie comme incurable, et l'on en trouve la preuve dans cette foule de calculeux qui se rendent tous les ans à Vichy dans l'espoir de guérir, et qui reviennent tous les ans après avoir éprouvé un surcroît de mal en général. J'ai dit plus haut que je m'étais guéri de cette maladie ; j'ai cité dans mes écrits précédents plusieurs succès, parmi lesquels celui que me doit M. Lugol, horloger, rue Joquelet, 3, à Paris, est des plus importants; ce malade était comme moi sujet à des douleurs atroces, il avait suivi maint traitement sans la moindre amélioration; tandis qu'en peu de temps il retrouvait une santé complète dans le traitement naturel.

M. De.... à Amiens, déjà sur l'âge, était sujet à la gravelle depuis des années; il éprouva aussi toute médication connue, et, comme à M. Lugol, je lui ai rendu la santé, et ce nombre que je possède est plus que suffisant pour ne laisser aucun doute sur ce que j'écris; vérité qui, mise en pratique, serait un préservatif contre la pierre, et à plus forte raison contre sa récidive.

A côté des faits cités, je place le suivant : M. Hersent-Vosseur, marchand de draps à Abbeville, tourmenté surtout par des envies fréquentes d'uriner et apercevant des graviers nombreux dans ses urines, se rendit à Paris pour se faire traiter. Il s'adressa à plusieurs médecins habiles qui le soumirent à des épreuves douloureuses sans succès. Engagé par un de ses amis à me consulter, je le traitai, et voici la lettre qu'il m'écrivit quelque temps après :

« Monsieur,

» Grâce à votre science, qui a si bien précisé mon mal, j'ai retrouvé la santé. Permettez-moi de vous en témoigner toute ma gratitude. Depuis un mois que j'ai cessé de suivre votre traitement, j'en ai éprouvé plus d'une fois le bien sincère et pressant besoin. Mais vous l'avouerai-je, monsieur, menacé de plusieurs maladies à la fois, je n'ai pu croire à une guérison si prompte et si radicale. Il faut bien pourtant que je me rende à l'évidence. Je ne vois plus régner chez moi aucune cause morbide : catarrhe pulmonaire, névralgie, gravelle, tout a disparu. Honneur à vous, monsieur ! honneur et reconnaissance. Recevez, etc. » HERSENT-VOSSEUR. »

Les auteurs conseillent contre cette maladie la diète végétale, les carbonates de chaux, et je défie quelque médecin que ce soit de citer des cures obtenues par l'emploi de ces remèdes, quand même ils répondraient ayant à leur tête M. Darcet.

2° DE LA RÉTENTION D'URINE CAUSÉE PAR LE RÉTRÉCISSEMENT DU CANAL DE L'URÈTRE.

Cette maladie est facile à reconnaître par la diminution sensible du jet des urines, quelquefois par leur suppression totale; et elle n'est pas douteuse, lorsqu'une bougie, introduite dans le canal de l'urètre, ne peut le parcourir librement. Souvent cette maladie est compliquée d'un écoulement très-faible, qui augmente parfois, et qui n'est pas toujours la suite d'une ou plusieurs blennorragies.

Les praticiens de nos jours ne reconnaissent, contre cette maladie, que la bougie et la cautérisation. Quant à la bougie, l'on s'en sert mal, attendu que l'on ne sait à quel degré on doit s'arrêter, jusqu'à quelle distance on doit les faire pénétrer, pendant combien de temps on doit les laisser en place, et quels sont les autres remèdes qu'on doit prescrire pendant et après leur usage.

Quant à la cautérisation, quel est son but? Celui de détruire des fongosités ou des engorgements qui oblitèrent le canal. Rien de plus ni de moins; mais si l'on remarque que sous l'influence du caustique, il reste, après cette destruction, une inflammation qui est la même que celle qui avait créé ces excroissances, il est bien évident que ces dernières ou que les points squirrheux doivent bientôt reparaître. C'est aussi ce qu'atteste l'observation la plus rigoureuse, avec cette différence seulement que l'organe souffrant étant surexcité ou exaspéré par le caustique, les végétations croissent pour faire place au squirrhe, et le squirrhe au cancer, ou bien à des hémorragies, à des écoulements interminables, au catarrhe de vessie ou à la fistule urinaire.

Telle est notre opinion sur l'emploi des bougies et de la cautérisation. Une fois leur désavantage reconnu, il fallait agir par analogie, appliquer avec sévérité mes principes, et, après divers résultats, j'ai donc été conduit à renoncer à me servir de la pierre infernale, à ne recourir que très-peu à l'usage des bougies, et à varier ma médication selon que le mal constituait un simple engorgement des capillaires sanguins ou un état squirrheux. En un mot, j'agis comme dans les autres maladies.

Tels sont mes principes, et, par leur application, je puis en général diminuer le mal en plusieurs jours, et rendre en peu de temps au canal cet état qui le met à même de remplir ses fonctions, et le conserver tel, même après avoir été gravement altéré, tout en n'exigeant que les précautions les plus simples, soit pour toujours, soit pendant un temps plus ou moins long, précautions qui sont loin de se borner à l'emploi des bougies. Je possède les plus beaux succès à l'appui de mon opinion, faits qui laissent bien loin derrière eux les succès obtenus par les autres moyens curatifs.

DE LA CHLOROSE OU PALES COULEURS

ET DE L'AMÉNORRHÉE OU DISPARITION DES RÈGLES.

Si à l'irrégularité ou à la disparition des menstrues se réunissent un teint pâle, jaunâtre, la maigreur, des malaises généraux, le dégoût ou l'horreur des aliments, une faiblesse générale, parfois la bouffissure, on doit croire que la malade est atteinte de chlorose ou de pâles couleurs. Si, au contraire, la disparition des règles existe sans cette gravité de symptômes, la maladie est une simple aménorrhée.

Cette maladie peut être prononcée, ou légère, ou bien complète, ou bien elle varie beaucoup soit par l'irrégularité des menstrues, soit par leur longue absence, et se manifeste chez les jeunes filles comme chez les femmes mariées. On l'a toujours regardée comme dangereuse et souvent comme incurable; c'est une erreur grossière, car, lorsque l'on sait agir à propos et appliquer la médecine convenable, la guérison est rapide, et l'on rappelle, en quelque sorte, les règles à volonté.

DE LA LEUCORRHÉE

OU FLEURS BLANCHES.

Cette maladie est très-simple, et se caractérise par une sécrétion muqueuse d'un aspect laiteux, laissant sur les linges une teinte jaune, plus abondante à l'époque des règles, et paraît dans leur intervalle sous l'aspect de flocons blanchâtres quand l'écoulement est très-prononcé, sans néanmoins que la malade éprouve des douleurs, si ce n'est une démangeaison sur les grandes lèvres. Les chagrins augmentent cette maladie, presque toujours accompagnée de constipations et de malaises ou de douleurs au creux de l'estomac.

Cette maladie ne paraît que lentement, diminue pendant l'été, augmente pendant les temps froids, semble disparaître quelquefois pendant les chaleurs, et dure souvent pendant des années, accompagnée parfois d'hémorrhagie utérine quand elle est très-ancienne.

Cette maladie varie, quelquefois elle est légère ou intense; dans tous les cas elle est curable en général. Des médecins veulent qu'elle soit une phlegmasie du vagin, mais rien ne le prouve. Remontez, au contraire, au lieu du vagin avec les autres organes, tenez compte de ses rôles divers, et alors le mal ne sera plus mystérieux et vous ne le confondrez pas si souvent avec d'autres maladies.

Les médecins ne connaissent pour médication que les bains de siége émollients ou froids, les injections et les lotions fréquentes avec des liquides astringents, tels que l'eau de Goulard, les dissolutions légères de sulfate de fer, de zinc, tièdes, les frictions sèches, les bains de vapeur, les aliments et les remèdes toniques, etc. Mais ces moyens sont très-incomplets ou dangereux, ce qui fait que les médecins regardent cette maladie comme incurable ou très-rebelle, tandis que le contraire a lieu par l'application de mes principes, ainsi qu'il est facile de s'en convaincre par les succès journaliers obtenus dans les cas les plus graves.

DE L'INFLAMMATION ET DE L'ULCÈRE

DE LA MATRICE OU DE L'UTÉRUS.

Ces maladies, de plus en plus communes, sont soupçonnées du moment que la femme éprouve des douleurs presque continues dans les lombes ou parties inférieures des reins, dans la région supérieure des cuisses, des envies fréquentes d'uriner, ou d'aller à la garde-robe; et ce soupçon cesse du moment qu'à l'aide du spéculum on observe sur le col des plaques d'un rouge vif, étendues comme des pièces de cinq centimes et même plus, ou qui se réduisent à la largeur d'une lentille, mais plus nombreuses, plus rouges, et entourées de bords coupés à pic et presque insensibles. De ces deux variétés, l'une, plus ou moins étendue, embrassant quelquefois tout le col de l'utérus, constitue un engorgement des capillaires sanguins; et l'autre, bornée parfois à des ulcères très-petits, ou bien présentant sur l'extrémité du col un cercle d'ulcères très-rapprochés et larges comme des lentilles, forme une destruction du tissu muqueux du col de l'utérus en les considérant dans leur plus grande simplicité et comme ayant peu d'étendue. Si le mal exprime un ulcère profond du corps de la matrice, ou bien s'il résulte d'un état squirrheux de l'utérus, alors, dans ces deux derniers cas, les symptômes sont plus graves.

Dans les cas où il existe soit un engorgement des capillaires sanguins ou une inflammation simple, ou bien des ulcères multipliés de la muqueuse sans être trop étendus, la guérison ne peut être douteuse, ainsi que le prouvent les faits cités dans ma *Supériorité du Traitement naturel*, et que j'ai recueillis à Bordeaux. Depuis que je suis à Paris, les faits sont encore venus justifier ce que j'avance pour ces variétés; *et si je cite, c'est parce que les malades qui en sont le sujet, ayant souffert horriblement et long-temps, n'ont pas craint de me permettre de les nommer.* Parmi ces succès je cite quelques-uns de ceux qui furent les plus difficiles à obtenir et que me doivent :

Mme Belenger, ci-devant r. Bourbon-Villeneuve, 40, à Paris, et maintenant r. des Dames, 48, aux Batignolles, près Paris, traitée par MM. Lisfranc et Marjolin; madame Levernieux, rue Saint-Symphorien, 18, à Rheims, traitée par les mêmes chirurgiens; madame Marie, rue de Condé, 6, à Paris, traitée aussi successivement par les mêmes chirurgiens, et de plus par M. Ricord; madame Piget, à Montargis, depuis long-temps, traitée par M. Lisfranc; madame D...., à Paris; madame Fricourt, à Magni, près Lagny (environs de Paris), traitée aussi par M. Lisfranc, etc. Toutes avaient senti leur maladie s'aggraver entre les mains de ces *grands* chirurgiens, et après tant de traitements divers sans nul succès, elles étaient regardées comme incurables. Enfin, elles se ravisent; je suis appelé, je les traite, et ces êtres mourants en quelque sorte retrouvent une prompte amélioration, et la santé complète en peu de temps. A ces faits, je pourrais en ajouter une foule d'autres, si besoin était; et que disent-ils, sous le rapport des connaissances médicales actuelles? que ces maladies, arrivées à ce degré de mal, sont incurables, tandis que par le traitement naturel la guérison n'est jamais douteuse. Au reste, on ne peut être surpris de cette impuissance chirurgicale, car, avec les bains d'eau de son, les injections avec de l'eau de guimauve froide, les saignées après les règles, la pommade d'iodure de plomb, les viandes blanches, les légumes, les décoctions de saponaire et l'eau de Seltz, M. Lisfranc, attaque-t il la cause de la maladie? Non, certes; ce que prouve d'ailleurs l'impossibilité de la guérison. M. Marjolin, en attaquant la maladie avec la magnésie, les injections d'une décoction de têtes de pavots, les bains de mer, la pommade de teinture de castoreum et un régime substantiel, combat-il aussi la cause de la maladie? pas le moins du monde encore; car, *quelque chose* produit la maladie; et, certes, ce *quelque chose* n'a aucun rapport avec la médication du chirurgien Marjolin. Ce que je dis de ces deux chirurgiens, s'applique également à M. Ricord, d'où je conclus que, dans les maladies de matrice, les trois phénix que je viens de citer ne sont que trois empiriques bien arrondis, et que leur désaccord, dans un cas du ressort des yeux et du toucher, prouve que la chirurgie est encore toute bête dans ces maladies.

Voilà des succès auxquels je pourrais en ajouter d'autres, obtenus dans des cas entièrement désespérés, si le sujet le permettait, et qui prouvent que tant que le mal est borné, soit à un engorgement, soit à une phlegmasie simple du col utérin, la maladie est curable lors même qu'elle est ancienne. A l'avenir, cette vérité ne sera plus qu'un axiome. Lorsque cette phlegmasie est compliquée de divers ulcères qui attaquent la membrane du col sans que la destruction soit trop étendue, il n'est pas douteux encore que le mal est facilement curable. Disons plus, c'est que d'après les faits, on a aussi la presque certitude que, dans des cas bien plus graves, on peut encore obtenir la guérison. *Cependant si l'on considère l'organisation presque fibreuse du col utérin, sa formation et sa position, on doit toujours redouter ces lésions aussitôt qu'elles sont profondes ou étendues, et les femmes qui soupçonnent à peine cette maladie doivent prendre, aussitôt qu'elles s'en aperçoivent, des précautions sévères, surtout si elles sont dans l'âge critique ou voisines de cette époque, parce qu'alors la matrice, tendant à perdre son principe de vie, ne peut guérir que très-difficilement.*

Je viens de dire dans quelles variétés on peut obtenir la guérison, et j'ajoute que, dans les cas les plus désespérés, on rend la position de la malade bien plus supportable par le traitement naturel que par les autres médications. J'ai vu naguère une malade, dont un vaste ulcère détruisait le col utérin en causant des douleurs atroces ainsi que d'abondantes hémorrhagies, perdre ces deux derniers caractères en peu de jours et sa surface chercher à se couvrir de pellicules inutiles sans doute, mais qui n'en montrent pas moins la puissance des moyens, quand ils sont appliqués selon les trames organiques.

Pour arriver à un résultat heureux, il faut ici tenir compte de la structure du col, des rapports qui lui sont propres, du lien de la muqueuse avec les tissus organiques les plus importants; et se rappeler qu'elle est très-voisine du centre de la vie, qu'elle devient trop souvent le siége ou viennent retentir une foule de maladies, et que, lorsqu'elle est affectée, on y remarque des variétés morbides qui, essentiellement différentes, demandent chacune un traitement à part. Voilà la route à suivre, et par elle on obtient des succès qui étonnent par leur nombre et leur rapidité, quand on les compare aux revers si nombreux de la pratique ordinaire, même placée entre les mains de la haute chirurgie, qui, ici comme ailleurs, est nulle, parce que le terrain où elle se place appartient au médecin.

La médecine conseille contre cette maladie les demi-bains émollients, les injections astringentes ou détersives, la cautérisation, la saignée après les règles, la décoction de saponaire, etc., et l'expérience dit que ce traitement est nul ou dangereux sous quelque forme qu'on l'applique. La médecine devenue absolument impuissante, la chirurgie crut mieux faire en proposant l'excision du col utérin. Le chirurgien *sans pareil*, le chirurgien Lisfranc, propose cette opération; mais ici la plaie qui survenait était plus étendue que la phlegmasie ou l'ulcère, et il était évident que l'on aurait des revers. Le chirurgien sans pareil ne raisonna pas ainsi : il opéra, prôna bien vite des succès; mais bientôt les prétendus succès furent reconnus pour des revers patents. Depuis que nous avons signalé ce fait, les pinces et les couteaux de ce *sans pareil* se rouillent, et, ici comme ailleurs, nous avons encore détruit une barbarie qui faisait tant de victimes.

DE QUELQUES MALADIES DU NEZ.

1° *Des polypes du nez.*

Interrogez tous les chirurgiens sur les polypes du nez, et ils ne reconnaissent d'autres remèdes que l'extirpation. Mais le mal reparaît, on l'extirpe encore, et toujours ainsi, jusqu'à ce que le malade meure, car la chirurgie ici ne guérit pas quand le mal est développé. Ainsi, ici comme ailleurs, elle ne combat jamais la cause du mal, elle n'a qu'une action mécanique, et comment espérer alors que cette chirurgie soit heureuse? C'est impossible. Il faudrait agir en médecin d'abord, combattre la cause, indiquer les moyens de l'empêcher de reproduire le mal, et cette marche, qui est la plus importante, est ignorée. En suivant le traitement naturel on est plus rationnel : l'opération faite, on a plus de succès; et si le mal est au-dessus des instruments, alors on apprend au malade à en arrêter le développement, ou plutôt à le diminuer, et souvent à le rendre presque nul. Je viens encore d'en obtenir une belle preuve.

2° *Du punais ou ozène.*

Cette maladie se manifeste par des amas épais de mucosités dans les narines, de grands efforts de se moucher pour s'en débarrasser, la difficulté de respirer par les narines du moment que ces amas sont formés, et une odeur cadavéreuse que le malade répand autour de lui souvent si forte, qu'il ne peut même être embrassé par ses parents.

Cette maladie est regardée comme un ulcère. Cette opinion est loin d'être fondée; car il est des malades qui ne répandent autour d'eux aucune odeur infecte, et dont le nez est cependant en débris. D'après les faits, cette maladie ne peut avoir la nature qu'on lui attribue; et, loin aussi d'être regardée comme incurable, on doit la considérer comme pouvant être améliorée en peu de jours et guérie en peu de mois en général. Telle est mon opinion, et je dois ajouter que, lorsque le mal est compliqué d'ulcères ou de caries de la voûte palatine avec perforation complète de celle-ci, on peut encore obtenir la guérison, et dans tous les cas arrêter les progrès du mal et empêcher le malade de répandre aucune odeur infecte : ce qui ne serait pas, si ce qu'on avance était vrai. Je possède de beaux faits qui viennent à l'appui de mon opinion.

DES MALADIES OU L'ON RETROUVE ENCORE LA SUPÉRIORITÉ DU TRAITEMENT NATUREL.

Je n'ai pu entrer que dans quelques détails sur les maladies qui précèdent : cet opuscule ne permettait pas d'agir différemment. Ceux qui en désireront de plus étendus les trouveront dans mon ouvrage intitulé *Supériorité du traitement naturel dans les maladies chroniques, ou Recueil d'observations sur ces maladies.*

Quant aux maladies que j'ai passées ici sous silence par la même raison que je n'ai pu donner tous les détails convenables sur celles qui précèdent, j'affirme que le traitement naturel s'y trouve également supérieur ainsi que le constatent les faits les plus positifs rapportés dans l'ouvrage ci-dessus indiqué. Ces maladies sont :

1° PICA OU PERVERSION DE L'APPÉTIT. Maladie où le malade se plaît à avaler du sable, des cendres, du fil de laine même. Ici le traitement naturel est tel, qu'il suffit de peu de jours pour obtenir guérison.

2° JAUNISSE OU ICTÈRE, AVEC DÉMANGEAISON A LA PEAU. Cette maladie est loin d'être un engorgement du foie, et c'est dire qu'elle est alors facilement curable par le traitement naturel.

3° CONVULSIONS, TELLES QUE LE TREMBLEMENT, LA DANSE DE SAINT GUY, L'ÉPILEPSIE OU MAL CADUC. Dans ces cas le traitement naturel varie; il guérit presque facilement les deux premières variétés, améliore la troisième ou l'épilepsie dans la très-grande majorité des cas, et les guérit souvent.

4° Hémorrhoïdes. Dans cette maladie, même lorsqu'elle est très-grave et que l'on perd abondamment le sang, le traitement naturel améliore rapidement et guérit dans le même espace de temps que la gastrite.

5° Fistule de l'anus. Ici nous guérissons souvent sans opération, et si celle-ci est indispensable, le traitement qu'elle nécessite guérit en dix-huit à vingt jours sans exposer à des douleurs journalières, au lieu d'être toujours sujet à l'opération, des mois entiers et d'éprouver des revers en se livrant à la méthode ordinaire.

6° Les dartres et la teigne. Ici la guérison est très-rapide; même lorsque la maladie est de naissance, qu'elle dure depuis des années, et dans tous les cas on calme les démangeaisons en vingt-quatre à quarante-huit heures.

7° Ulcères cutanés. Ici la guérison marche très-rapidement encore, et l'amélioration est sensible du troisième au cinquième jour.

8° Spasme de la vessie et du canal de l'urètre; maladie qui se caractérise par des envies fréquentes d'uriner. Ici le traitement naturel enlève la douleur très rapidement.

9° Catarrhe vésical. Il peut être guéri en quelques jours dans une foule de cas, parfois même en quarante-huit heures.

10° Incontinence d'urine. Cette maladie qui se manifeste surtout chez les enfants et les adolescents, même chez des personnes plus âgées, et qui a lieu pendant le sommeil, est une maladie facile à guérir en général.

11° Paralysie du canal de l'urètre. Elle n'est pas très-rare à la suite de la blennorragie ou de son traitement. Elle peut être guérie.

12° Hématurie ou pissement du sang. Cette maladie a été mal jugée : elle est curable dans une foule de cas.

13° Impuissance de la génération ou stérilité. Cet état n'est pas rare, cause souvent bien des chagrins et il est facile de le connaître. En considérant sa cause il est facile d'y remédier, même dans les cas anciens.

14° Surdité. Elle n'est pas toujours la suite d'une obstruction ou d'une inflammation, et c'est dire que dans bien des cas on peut obtenir des succès.

15° Amaurose; goutte sereine ou paralysie de la vue. Cette maladie est grave; mais dans le plus grand nombre de cas on peut améliorer le mal et souvent le guérir.

16° Cataracte. Les deux opérations suivies pour guérir la maladie sont vicieuses et dangereuses à la fois. Celle que nous faisons pratiquer est exempte de ces deux défauts, le traitement qui précède ou suit l'opération ne peut être comparé à celui suivi jusqu'à ce jour, et, loin aussi d'avoir dix-huit revers sur vingt opérés, le traitement naturel en compte à peine un seul sur un nombre pareil.

17° Ophthalmie. Les douleurs sont calmées dans l'instant, et la guérison rapide par le traitement naturel, au lieu de souffrir horriblement, parfois long-temps, et d'être sujet à la cécité.

18° Coryza ou rhume du cerveau. Cette maladie très-commune est l'avant-coureur du catarrhe pulmonaire et de l'asthme. Il conduit aussi à d'autres maladies graves. On le traite fort mal, tandis que par le traitement naturel on le calme rapidement, et on le guérit rapidement.

19° Esquinancie ou phlegmasie de l'arrière-bouche. A force de se prolonger ou de se répéter, cette maladie engorge les glandes amigdales, cet engorgement s'accroît d'année en année, et le remède alors est l'excision des glandes, ce qui expose à la phthisie. Par le traitement naturel on détruit cette prédisposition à la maladie, et on remédie à l'engorgement sans opération.

20° Humeurs froides. Cette maladie présente plusieurs degrés, et, tant qu'elle n'est pas extrême, il est certain qu'elle peut être guérie sans craindre son retour.

21° Goutte ou inflammation articulaire. Cette maladie est méconnue aujourd'hui comme autrefois, et c'est le même préjugé qui existe sous le rapport de sa guérison. Soumise au traitement naturel, tant qu'elle est vague on la fait disparaître promptement; chronique, et lors même que les articulations sont déjà engorgées, à moins que les ankyloses n'existent déjà, elle est encore curable; et enfin, lorsque la maladie se complique d'une altération des fonctions digestives, de l'oppression, des étourdissements, et qu'elle est dite *remontée*, rien n'est plus facile que de la guérir au lieu d'être mortelle.

22° Hydropisie du genou. Cette maladie étant simple n'est pas incurable ainsi qu'on l'admet, et peut être guérie facilement en général.

23° Carie des os. Faute d'étudier la nature des os on tombe dans des erreurs meurtrières. Nous sommes possesseurs de faits qui prouvent que cette maladie est curable en général.

RÉSUMÉ
OU CAS RARE
DANS LEQUEL LES MALADIES LES PLUS GRAVES QUI PRÉCÈDENT SONT RÉUNIES CHEZ UN SEUL MALADE.

Le plus souvent, un malade n'accuse qu'une maladie, parfois deux, bien plus rarement trois, et il en est qui, à l'exemple de M. Prudhomme, cité dans cet écrit, en accusent quatre de très-graves à la fois, dont ils se débarrassent complétement. Le cas qui suit semble réunir toutes les maladies qui précèdent et toutes à un haut degré. L'homme qui en fait le sujet est un nommé Lagniez de Lille. Quand ce malade vint me consulter, il accusait d'abord des exostoses aux os des jambes, qui, depuis long-temps, le condamnaient en quelque sorte au repos presque absolu; son front et une grande partie de la région supérieure et antérieure du crâne, étaient labourés par des ulcères vastes et livides, et la peau montrait en outre une jaunisse profonde. Le malade avait en horreur les aliments; il éprouvait des douleurs atroces à l'épigastre, des vomissements journaliers, et il exprimait la gastrite la plus grave. Certes cet état morbide était déjà désespérant, et néanmoins il se trouvait compliqué d'une hydropisie ascite qui avait déjà nécessité sept fois la ponction dont deux fois dans les douze derniers jours. Dans ce désordre, les poumons se plaignaient à leur tour; ils exprimaient un catarrhe et l'hémoptysie. M. Lagniez avait expectoré de grandes quantités d'un sang pur. Le cœur participait aussi à tant de maux : ses mouvements étaient irréguliers et donnaient lieu à des palpitations. Enfin la tête exprimait de vives douleurs, et tout le système nerveux semblait être condamné à ne pouvoir plus supporter la moindre impression; chaque organe touchait en quelque sorte à sa ruine complète, et semblait ne tenir aux autres organes que par un fil; et cependant ce malade, abandonné complétement de la science, interrogea mon faible savoir et se livra à ma médication, quoiqu'il ne se fît traiter qu'à condition que j'éprouverais en quelque sorte la force des dernières étincelles de sa vie. J'espérais très-peu; ce peu d'espoir ne fut pas une illusion : le malade marcha insensiblement vers la guérison, mais insensiblement; et enfin il retrouva la santé après lui avoir fait subir plusieurs traitements dans l'espace de neuf mois. Quelque temps après il m'écrivit la lettre suivante :

« Lille, le 7 juillet 1837.

» Monsieur,

» Je commence à croire que Lille n'aura pas l'avantage de vous avoir cette année, et que bien des malades dans le département souffriront encore long-temps. Vous qui savez si bien soulager l'humanité, par vos traitements et les soins paternels que vous prodiguez à vos malades, vous ne devriez pas passer tout votre temps dans la capitale, et les malades qu'elle renferme doivent être bien heureux s'il y a beaucoup de médecins qui vous ressemblent.

» Pour ma part, monsieur le docteur, je vous dois une seconde vie, une santé parfaite; vous m'avez retiré du tombeau, anéanti toutes mes souffrances, pour me donner une santé parfaite. A Lille, cet hiver, la grippe a régné et très-mauvaise; j'ai été du nombre des grippés; je l'ai très-bien supportée, et n'ai même pas toussé aussi long-temps que beaucoup d'autres.

» Voyez, monsieur, si je suis bien rétabli : je suis marié depuis quatre à cinq mois, je suis très-heureux dans mon petit ménage, et c'est à vous que je dois tout cela; aussi chaque fois qu'il m'arrive quelque satisfaction, je pense à vous.

» Je ne vous dirai rien de notre ville sinon que beaucoup de personnes comme moi font des vœux pour que, si miracle il y a eu, il s'en fasse un nouveau en votre faveur, afin de vous conserver pour le soulagement des générations à venir.

» Agréez, etc., » LAGNIEZ. »

Ce fabricant avait été un véritable martyr. Enfin il jouit d'une santé complète pendant près de trois ans; mais la fatalité pèse sur lui, il n'aura que peu de bonheur, et il succomba à la suite d'un accident. Néanmoins, par ces beaux succès et ceux qui précèdent, je pense qu'il ne faut pas de grands efforts d'esprit pour se convaincre de la supériorité de ma doctrine. Ce sont cependant de telles cures qui m'ont mérité la haine de docteurs renommés, quoique les plus microscopiques au lit de la douleur. Mais que m'importe le courroux du premier ban et de l'arrière-ban médical, quand je pense à mes succès! J'ai l'orgueil de croire que si les envieux voulaient me suivre dans la même carrière, ils risqueraient de perdre haleine avant de m'atteindre.

Tels sont, parmi mes nombreux faits, ceux que j'ai cru devoir citer pour prouver ce que j'ai avancé dès le début de cet écrit. Malgré tant de succès plus faciles encore dans les maladies aiguës, ainsi que l'atteste mon Recueil d'observations, on criera au scandale ou à la calomnie, quoique je ne m'adresse jamais au caractère moral des personnes; mais que l'on crie, j'ai été convaincu que des utopies ou des systèmes barbares faisaient oublier la divine science qui guérit, et j'ai cherché à les renverser. Cette œuvre m'a paru sainte, et je n'ai pas craint de l'entreprendre, sa longue pratique m'ayant appris que dans les aiguillons de la douleur nos instincts, seuls ou éclairés avec simplicité, étaient des guides sûrs, tandis que les systèmes étaient trompeurs et meurtriers à la fois. Au reste, j'ai vu la nature méconnue, et j'en ai appelé à ses saintes lois; j'ai vu le mal et j'ai cherché à le détruire; j'ai vu l'humanité être jugulée, et j'ai cherché à la défendre; j'ai vu des renommées grandes dans l'opinion, flétries par les larmes dans les familles, et j'ai cru devoir les réduire à leur juste valeur; j'ai vu la mort enseignée et pratiquée dans nos Facultés, j'ai dénoncé des barbares, j'ai sonné le tocsin contre eux. Telle a été mon entreprise, et après des années de travaux, j'ose croire que j'ai satisfait à un besoin public, et que chaque citoyen me rendra la justice d'avoir le premier détruit des erreurs dont il était l'éternelle victime. Ensuite, si une marche naturelle, des moyens curatifs les plus simples dictés par le mal même; si des succès nombreux obtenus dans les cas les plus graves, parfois dans ceux où les malades étaient mourants; si la santé ramenée chez des êtres qui la cherchaient inutilement depuis des années, quelquefois depuis plus de vingt ans, et qui tous avaient suivi sans nul succès plusieurs traitements conseillés par des médecins renommés, ont quelque mérite, on ne pourra nier que MA DOCTRINE JUGÉE D'APRÈS LES FAITS ne soit, ce que j'ai dit plus haut, SUPÉRIEURE AUX SYSTÈMES CONNUS. « Si ensuite on remarque que tous les » médecins frappés de mes succès m'imitent autant qu'il est en leur pouvoir; » que ce changement dans leur pratique » a frappé tous les esprits, certes on ne » pourra contester que je n'aie fait école, » et qu'ainsi je ne sois fondé dans ce que » j'avance. »

CHAPITRE V.

CITATIONS DES NOMS DE QUELQUES MÉDECINS DONT J'AI GUÉRI DES MALADES QU'ILS TRAITAIENT SANS SUCCÈS.

Je viens de dire que plusieurs malades cités avaient été traités par des médecins renommés, ce dont j'ai donné la preuve dans cet opuscule, et voici les noms de quelques-uns de ces médecins et chirurgiens : MM. Védy et Chamberet, successivement médecins en chef de l'hôpital militaire de Lille et professeurs de médecine ; M. Vanderac, chirurgien en chef du même hôpital ; M. Broussais, médecin en chef de l'hôpital du Val-de-Grâce ; M. Gintrac, médecin, professeur à l'école secondaire de médecine de Bordeaux ; MM. Ant. Dubois, Marjolin, Chomel, Rostan, Fouquier, Cruveilhier, Alibert, Velpeau, Trousseau, Piorry, Bouillaud, Roux, Récamier, professeurs à la Faculté de médecine de Paris ; Lisfranc, chirurgien à la Pitié ; Lherminier, ex-médecin de la Charité ; Guersent, médecin de l'hôpital des Enfants ; Biett, ex-médecin de l'hôpital Saint-Louis ; Cullerier et Ricord, chirurgiens de l'hôpital des Vénériens ; M. Pétroz, à Paris ; M. Flaubert, chirurgien à Rouen, etc., et nous avons acquis la certitude qu'ils ne sont pas très-redoutables quand on les attaque avec les armes que fournit l'étude de l'expression réelle de nos maux, et qu'à Paris, comme dans les départements, les médecins les plus renommés n'ont d'autre mérite qui les distingue de leurs confrères les plus obscurs que celui des *faveurs*, des *titres* et du *savoir-faire*, et non d'un *savoir plus réel au lit de la douleur.* Nulle part on ne trouve la renommée d'une foule de médecins basée sur une supériorité tranchante. Et au reste qu'y a-t-il d'étonnant dans cet état médical, quand une Faculté n'est qu'une sanglante Bohémienne bigarrée de rouge et de noir, comme symbole des systèmes désolants qu'elle suit et des revers qu'elle éprouve ?

CHAPITRE VI.

DE QUELQUES DÉCOUVERTES DES MÉDECINS MODERNES. — MORT DE L'HOMOEOPATHIE ET NAISSANCE D'UN NOUVEAU SYSTÈME EN MÉDECINE, OU M. LE CHIMISTE RASPAIL.

1° DE QUELQUES DÉCOUVERTES DES MÉDECINS MODERNES.

M. Broussais a découvert qu'il fallait saigner dans toutes les maladies, jusqu'à ce que l'on fût mort ou guéri ; et que si l'on succombait, l'on était mort guéri.

M. Andral attribue le *défaut d'appétit dans la fièvre* à la *formation de pellicules dans l'estomac*, et il cherche indifféremment le remède dans l'émétique ou les sangsues, avec cette prévoyance que, si le malade meurt, les pellicules ont été trop résistantes. On voit qu'à Paris il existe des grands hommes qui ne sont pas du tout niais.

Chacun sait que le pouls bat sous l'influence du cœur, et M. Andral a écrit que *le pouls est calme dans une inflammation de l'enveloppe du cœur avec douleur intolérable.* Jusqu'ici on ignorait que M. Andral eût observé des miracles en médecine.

M. Andral a écrit dans un sien ouvrage que les médecins anglais annoncent des guérisons qu'ils n'ont jamais obtenues. Bravo, docteur ! mais le terrain où vous vous placez est brûlant, car, vos écrits à la main, les médecins les plus craqueurs du monde ne sont pas tous d'Albion.

Si M. Andral est tenté de croire que la somnambule pour connaître les remèdes *agit d'inspiration, bien qu'un compère lui souffle des mots dans l'oreille ;* M. Royer-Collard a écrit que, pour connaître les tempéraments, il faut *préciser la constitution du sang, le fluide nerveux et leurs rapports.* C'est ainsi que la famille des Royer-Collard et des Andral agrandit le domaine des vérités médicales : encore quelques progrès pareils, et la science ne sera plus que du domaine des loups-garous.

M. le docteur Barras a découvert que dans la gastrite il faut se garder d'écouter la faim ; que si on a le bonheur de perdre une fille unique et chérie, on est guéri comme par enchantement, et vous verrez que bientôt il découvrira que, pour retrouver la santé, rien n'est plus efficace que de tuer père et mère. En attendant, M. Rostan a voulu être aussi sans rival dans ses conceptions, et c'est lui qui a reconnu que *la faim canine est un signe du cancer de l'estomac :* de sorte que, selon le docteur, plus le cancer se développe, plus l'on mange, et le jour où l'on meurt, c'est celui où l'on regrette le plus de ne pas vivre pour manger.

Si MM. Andral et Rostan observent des miracles dans les opérations les plus simples de la nature, M. le docteur Chomel, pour se donner le mérite d'être inventeur, travestit en français semi-gaulois ce que personne n'ignore.

M. le docteur Chomel est sans doute un grand docteur ; pour être plus grand encore, il ferait bien, quand il écrit que *la fièvre débute par la céphalalgie, la diarrhée*, etc., de compulser un peu moins les auteurs, et d'obéir un peu plus aux lois de l'analyse.

Si M. le docteur Chomel décrit les fièvres comme s'il les avait observées avec des yeux doublement cataractés, il montre toute la force de son style en peu de mots, quand il écrit qu'*elles diffèrent dans leur écorce*, et que *leurs phénomènes propres au début sont précédés de préludes particuliers.* M. Chomel est juste le pendant du docteur Mabit de Bordeaux, ou le Cotin deuxième du nom en médecine.

Si, sous le rapport du style, M. Chomel est au nombre des Allobroges de la Faculté, il possède encore les aphorismes broussaisiens les plus sublimes. Selon lui : 1° *les malades mangent toujours trop ;* 2° *l'on ne meurt jamais de faim.* Voilà ce qu'écrivait naguère le docteur ; mais depuis, ressemblant au compère Matthieu, il dément le lendemain ce qu'il avance la veille, et maintenant ses malades ne mangent jamais assez.

Selon M. Bouillaud, dans l'anévrisme, le cœur fait entendre des *bruits de soufflet, de râpe, de scie, de lime, de sifflement musical, de miaulements de jeunes chats, de cris de canard, de piaulement, de battement de tambour dans le rappel, de ronflement de diable, de chant des artères, de roucoulement de tourterelles*, etc. Le docteur n'est-il pas évidemment atteint d'illusion de l'ouïe ?

Le docteur Bouillaud a affirmé, sans rougir, en pleine Académie, qu'il irait à la postérité par le bien qu'il a fait. Avant de parler ainsi, il a sans doute oublié de compter les malades qui sont partis de ses mains pour l'autre monde. Quant aux vivants, en le voyant armé du stéthoscope, de la lancette *fugulante* et croasser l'endocardite, ils ne verront dans ce bagage que celui d'un croque-mort.

Naguère M. Bouillaud trouvait dans les bruits du cœur l'indication des saignées jugulantes ; alors la médecine était précise. Aujourd'hui il trouve dans ces mêmes bruits l'indication de la côtelette et du bordeaux, et la médecine est encore précise. Encore quelques progrès pareils, et la physique et la chimie ne coifferont pas mal en bohémiens les têtes à bonnets bicolores.

Dans le traitement l'homœopathie élève les millionièmes de globule jusqu'à ce que le malade soit mort ou guéri, et s'il meurt c'est la faute du mal et non de la poudre.

L'homœopathie ne pouvant opérer ses miracles que loin des odeurs, un homœopathe trouve que l'ouvrage du créateur est imparfait parce qu'il a donné un nez aux hommes.

Dans le régime, l'homœopathie permet le riz et le lait; mais les navets et les carottes sont des poisons.

L'inventeur de l'homœopathie ne désespère pas de sa découverte si calomniée; et il regarde comme ses apôtres présents et futurs tous les ultra-Sangrado tels que les H...., S...., P...., etc., tués par leurs revers, attendu qu'il ressuscite les morts.

Mais, hélas! rien n'est certain dans ce monde. Naguère l'homœopathie était chancelante, l'haleine lui manquait; le lait, les légumes, l'eau claire, l'escarpolette et les globules la rendaient rachitique, et vite, pour guérir cette merveille, le maître et ses apôtres l'ont emmaillottée avec une consultation à la Bénech.

Voilà une idée de l'homœopathie; mais, si le père de la doctrine physiologique est mort, les amis des progrès pensent que le père de l'homœopathie n'a donné au monde qu'un enfant mort-né, et que l'homœopathie n'est qu'un charlatanisme de plus.

MM. Fouquier, Bouillaud et Rayer attestent les effets du fer par deux succès chacun. Je ne suis pas incrédule, cependant j'en doute: car, lorsque je reporte mes regards sur l'histoire véridique des cures des académiciens et des professeurs des Facultés, je ne vois en eux que les aînés des arracheurs de dents.

Tels sont quelques progrès du siècle; ajoutez à cette masse d'inventions celles du docteur Magendie qui soutient que les mœurs des animaux dépendent du sang; des somnambules qui voient à travers l'occiput l'heure qu'il est à une montre, et dans l'homme ses maux les plus profonds, etc; et certes, lecteur, vous devez être rassuré contre la mort.

2° MORT DE L'HOMOEOPATHIE.

A Bordeaux, l'homœopathie a vécu deux ans; à Lyon trois ans, et à Paris cinq ans, sans doute parce qu'à mesure que la population s'accroît le charlatanisme est plus vivace. Partout le ridicule assaillit d'abord cette fille germanique, cousine bien légitime des Mesmer, inventeur des passes et des contre-passes.

A Bordeaux, elle a été assassinée par le docteur Mabit, à Lyon par le comte Desquidi, et à Paris par son propre père et ses disciples.

Si les partisans de Broussais, à Bordeaux comme à Paris, défendent leur patron avec les armes de Basile, trempées par le docteur S..., auteur classique de mille et quelques *puffs* à 8 fr. 50 c. chaque, par souscription, les partisans de la défunte, à Bordeaux, étaient des Séides, surtout *certain docteur qui la protégeait secrètement par le couteau et les guets-apens.*

Malgré cette puissance du fer et des lacets, les homœopathes, surtout ceux de Bordeaux, sont consternés, non parce qu'ils guérissaient, mais parce qu'ils n'espèrent plus le débit de leur poudre.

M. Bouillaud dit que chez l'homœopathie, façonnée sur ses derniers jours, au système Bénech, la saignée aurait été providentielle; M. Raspail, que le camphre aurait été son sauveur; M. Royer-Collard, qu'elle ne serait pas morte, si l'on avait apprécié les rapports du fluide nerveux et du sang; M. Piorry, que ce malheur est dû à l'oubli que l'on a fait de l'usage du plessimètre; MM. Chomel, Marjolin, Fouquier, Andral, etc., soutiennent que l'on aurait dû la soumettre aux trois ou quatre systèmes de médecine qu'ils ont successivement abandonnés, en en attendant un cinquième.

3° NOUVEAU SYSTÈME DE MÉDECINE, OU M. LE DOCTEUR RASPAIL.

Un arbre meurt, un autre le remplace; la liberté met un trône en poudre, un autre trône surgit des débris de la liberté; un continent disparaît, la nature en forme un nouveau; même révolution dans les sciences. Hippocrate embrasse l'homme et ses immenses rapports; il place la science trop haut et l'auteur est admiré sans être compris. Depuis ce génie mille idées puériles paraissent en médecine, ne durent qu'un jour et, dans ce siècle qui marche, dit-on, à la vapeur, est-on différent des siècles passés? jugez, lecteur, par ce qui précède et ce qui suit.

M. Raspail fit d'abord de la chimie appliquée aux arts; un jour il découvrit *l'encre indélébile*; un sien ami, M. Ch.... prit un brevet d'invention; mais hélas! le brevet est mort: l'encre indélébile n'était pas même de l'encre, et M. Ch.... regrette les frais du brevet.

Des arts aux sciences il n'y a qu'un pas; d'ailleurs il faut au *génie le vol de l'aigle.*

M. Raspail s'est fait lui-même docteur; cela fait, il a ouvert les yeux pour voir ce qu'on voyait jadis; il s'est armé du microscope pour nous apprendre ce qu'on savait déjà, et vite il a publié ce qu'on publia jadis: que l'homme n'est q[illegible] n composé vésiculaire et que nos malades n'ont pour cause que des animalcules. Cependant il nous semble qu'un animal qui vit cent ans est singulièrement vésicule; que par cela seul qu'un être naît il porte en lui un principe de mort, et comme autrefois on trouve toujours des esprits forts qui rajeunissent le passé, pour se donner le mérite d'inventeurs.

L'hiver empêche la fécondation de tous les œufs; ceux des animalcules Raspail sont au contraire le plus féconds pendant cette saison: ainsi, pour être d'accord avec lui-même, le chimiste renverse l'ordre des choses physiques.

Pendant les froides saisons, quand un rhume violent a disparu, s'il en reparaît un second, puis un troisième, ce sont des œufs qui éclosent et des animalcules qui rongent ou déchirent les fibres pulmonaires. Mais ces rhumes s'envolent au retour de la belle saison, et alors les animalcules de M. Raspail meurent quand tous ceux qui sont sensibles à nos sens renaissent. Ainsi la doctrine vermiculaire d'aujourd'hui est comme celle d'autrefois, et ne ressemble pas mal à des contes qui feraient ronfler debout.

Défunt Broussais n'admettait qu'une seule maladie, l'inflammation, et qu'un seul remède, la saignée, qui le plus souvent tue les malades et non les maladies. M. Raspail, pour avoir aussi du génie, n'a voulu avoir que deux idées : selon ce docteur en chimie, toute maladie est dépendante d'animalcules, et tout remède est le camphre, qui loin d'asphyxier les animalcules grandit les maladies. C'est ainsi que les grands esprits se rapprochent.

Le camphre devait faire d'abord miracle sur les chevaux morveux, poussifs, attaqués du farcin, etc., maladies où les animalcules paraissent gros comme des poutres, et leurs œufs comme des ballons. Le temps marche vite, et la morve, le farcin, etc., restèrent ce qu'ils avaient toujours été, sans doute parce que les chevaux ne parlent pas et qu'ils n'ont ni pharmacien, ni journaux, ni coterie, pour publier leurs guérisons.

Les chevaux furent rebelles au camphre malgré les succès qu'on disait avoir obtenus, et dès lors on s'adressa à l'homme. Celui-ci est plus intelligent, il comprit mieux le bonheur d'être camphré : d'avance il annonça des merveilles. Ainsi avec le camphre à priser on devait dissiper comme par enchantement les névralgies ayant leurs causes dans le nez, les vieilles phlegmasies et les ulcères du nez ; guérir avec la rapidité de l'éclair l'asthme et la phthisie avec la cigarette de camphre, etc., etc. ; mais si l'on trouve partout des chevaux toujours morveux et toujours poussifs, on ne rencontre nulle part des hommes affectés d'ulcères du nez, d'asthme, de phthisie, etc., camphrés, revenus à la santé.

Pour opérer une destruction plus prompte des animalcules, le grand Albert de notre époque conseille encore la côtelette, le Bordeaux, les amers, les aromatiques et les lotions ammoniacales ; j'ose croire que depuis des années nous avons les premiers popularisé ces idées, et que si la piraterie est rare sur mer, elle est commune dans les sciences.

Malheureusement le chimiste applique à tous nos maux ce qui ne devrait l'être qu'à une espèce ; et si là il invente une *encre indélébile*, ici il corrobore le ténia au lieu de le tuer ; par les arômes et les amers, il ajoute à la violence de la fièvre des maladies aiguës, etc. ; c'est ainsi qu'il prétend sauver le genre humain.

Mais comment le camphre peut-il asphyxier les animalcules qui siégent dans les poumons? C'est un secret que l'auteur emportera dans l'autre monde.

M. Raspail devait sa santé au camphre, selon ce qu'il a écrit. Depuis, M. Raspail tombe malade, et vite il renonce au camphre pour se soumettre à la médecine ordinaire ; et l'auteur, comme on voit, se réfute lui-même.

Un jour le docteur Orfila disait devant des élèves ébahis qu'il donnerait 12 fr. pour qu'un chien qu'il avait empoisonné rendît de l'écume par les narines. Quel sublime docteur! Pour être sublime aussi M. Raspail n'étale que des idées décrépites, ridicules jusqu'au rire, et il faut convenir que si l'un a le savoir de se faire vanter, l'autre est un vantard.

Rester complétement étranger à l'organisme ; n'avoir que des idées d'emprunt ; voir partout des myriades d'animalcules invisibles qui creusent notre tombe ; compter trois mille et quelques œufs dans le ventre plus invisible encore de l'un de ces animalcules, plusieurs centaines d'œufs dans la molécule non moins invisible encore d'un crachat ; admettre à l'infini de ces animaux qui se jouent de notre vie et tuer toutes ces légions destructives à l'aide du camphre, il faut le dire, le docteur Raspail ne me rappelle pas mal un malade de Bordeaux. Cet homme, en fixant une feuille d'arbre, voyait Louis Philippe assis sur un trône éclatant, sa tête couronnée d'étoiles, des régiments innombrables passer sous ses yeux : il entendait une musique guerrière, des voix qui s'élevaient jusqu'aux cieux saluant la royauté nouvelle ; et puis il voyait tout à coup apparaître des serpents noirs, ayant la tête à trois cornes, renversant le trône et rampant avec la rapidité de l'éclair vers les soldats qui pour se dérober à leur vue magnétique et à leur astuce féroce, élevaient des tourbillons de poussière. Cet homme se nommait Guérin, il fut envoyé à la maison des fous, et j'ose croire que pour perfectionner sa doctrine animalculaire, M. Raspail jettera ses microscopes à l'aide desquels on voit si peu, pour aller écouter aux portes de cet édifice, où l'imagination voit sans bornes.

CHAPITRE VII.

RÉPONSES DIVERSES.

Malgré les preuves évidentes de la supériorité de mes principes, des doctes traitent d'absurdité et de charlatanisme des faits ; mais, si cela est, espérons que ces doctes nous feront connaître les mots qui nous restent pour désigner leur jargon et leur pratique.

Lorsqu'ils repoussent des faits, offrez-leur d'en obtenir de semblables sur des malades qu'eux-mêmes désigneront, et vous les trouverez tous atteints d'une surdité complète.

Dites-leur que, comme citoyens et mé-

decins à la fois, ils doivent ou punir notre insolence, ou nous entendre dans l'intérêt de l'humanité : pour eux ce langage est inintelligible ; et leurs chefs pâles comme des cholériques, jouent les morts à ravir, pendant qu'ils s'emparent de nos labeurs.

Tous les Sangrado donnent ce dernier exemple, tous abandonnent leur panacée générale, la diète, les sangsues et l'eau pure, et pour être au nombre des progressistes, ils prescrivent la côtelette, même à l'enfant qui n'a encore qu'une dent de lait.

Des docteurs disent que j'ai des revers ; j'avoue que si l'on voulait que je sauvasse tout le monde, quand je ne traite que des cas désespérés, je prendrais la fuite, et que dans le cas contraire mille succès dans les maladies dont les autres désespéraient, me disent que je puis voir un mort sans pâlir, et dans le même cercueil placer mes ennemis.

Quand le mal débute, si les oracles du jour sont nuls, moi je dois sauver tous les mourants ; mais le public juge un peu mieux, et, s'il demande les progrès de la science, il sait bien qu'il ne retrouvera plus le divin docteur de Jérusalem.

Selon de très-graves docteurs, nous avons le tort de répandre des brochures ; mais une vérité, sous quelque forme qu'on l'annonce, en est-elle moins une vérité ? Il faut être un énergumène pour soutenir le contraire.

Ces graves docteurs redoutent la publicité, et pourquoi ? Parce qu'elle démasque le jésuite ; qu'elle apprend à distinguer le savoir faire du savoir réel ; qu'elle tue même celui qui en abuse, et qu'avec elle on n'a que le mérite des faits.

Au reste, si je suis coupable, ils ne sont pas innocents ces académiciens, ces professeurs des Facultés qui publient des rapsodies pour usurper le titre d'auteurs, et recherchent les titres pour paraître au public des Esculapes *finis*, quand rien ne le prouve au lit du malade ; non, ils ne sont pas innocents, et nous croyons, nous, qu'eux seuls ont des torts ! que nos écrits, qui ne contiennent que des vérités utiles prouvées jusqu'à l'évidence, ne peuvent nous placer sur leur rang, et que le défaut capital qu'ils ont, c'est celui de montrer que de grands noms en médecine ne sont pas toujours portés par de grands médecins.

Les hommes que j'attaque sont, dit-on, des savants ; oui, sans doute, et même des savants que l'Institut loue ; mais qui est-ce qui ignore que l'Institut ressemble à un marchand de vin qui nous vend du surène pour du grave, que son horloge recule quand celle du génie avance, et que des mains des savants qu'il loue, les malades partent lestement pour l'autre monde ?

Pour se débarrasser de leur hoquet, et déchirer le voile funèbre qui enveloppe leur étoile, les ultra-Sangrado comptaient sur la puissance toute occulte du grand alchimiste Orfila et de certains Basile à dents de serpents sonnettes et à poitrine de cauchemar ; mais l'alchimie de l'un est toute niaise, comme celle de Raspail, et les dents des autres sont cariées.

Au reste, comment croire ces Sangrado, lorsqu'ils renient en masse Broussais et ses sangsues, pour adopter Bénech et ses principes ? Quels flibustiers !

L'un de ces derniers a écrit que mon opuscule était un livre affiche : il paraît que ce flibustier est myope.

Ce pauvre opuscule est encore un *libelle diffamatoire, où aucun médecin honnête et instruit n'est épargné*. Les faits à la main, prouver que la médecine naturelle ne peut être comparée aux systèmes meurtriers admis, est-ce diffamer ? non ; mais tout simplement prouver que de grands savants ne sont pas toujours des hommes précis, et que de grands médecins dans l'opinion ne sont pas toujours grands en médecine. Voilà comment on me juge d'après mes œuvres ; mais consolons-nous, et voici comme : — Un docteur lisant mon testement son article, son auditeur l'arrête, et lui dit : « Assez ! assez ! c'est de la biographie au *puff !* Je connais votre mérite : l'œuvre vous coûte trois petits écus. »

Hélas ! malgré mon appel à la raison, malgré mes prières quotidiennes à la nature, malgré ma fervente ardeur dans la pratique de ses divines lois ; malgré les faux patents, qui disent qu'en obéissant à ses lois, les morts semblent sortir du tombeau ; malgré une vie qui ne fut consacrée qu'à essuyer des larmes et à calmer des douleurs, mes ennemis resteront ; mais j'ai éprouvé ma personne, je connais ces lutteurs ; et si, dans ce bas monde, on supporte les insectes tels que les cousins, les moustiques, pourquoi ne supporterait-on pas les Chomel, les Andral, les Rostan, les Bouillaud, même Comet qui cadavérisa Hygie ?

CHAPITRE VIII.

PARALLÈLE DE MA DOCTRINE AVEC LE SYSTÈME MÉDICAL REÇU.

Un journaliste du Nord a écrit que les médecins actuels, qui ne sont que la copie exacte des ultra-Sangrado d'une autre époque, *ont parfois la main heureuse*, qu'*ils tiennent alors de la divinité*, et que *réparer* et *conserver* comme eux, *c'est créer*. Ainsi il divinise ce que ridiculisaient les Molière, les Montaigne, les Jean-Jacques ; et cela n'a rien qui étonne quand on sue la sottise. Chacun fait la divinité selon la portée de son esprit ; et cet écrivain a, comme on voit, une prédilection pour celle qui plonge le malade dans l'eau froide, qui le couvre de glace, qui fait jaillir le sang à flots par le fer, qui ouvre les veines, qui s'empare des sangsues pour aspirer les dernières gouttes de ce fluide conservateur, et qui condamne l'homme au supplice de la faim et des tortures les plus violentes. Pour moi, cette divinité, qui ne se repaît que de sang, de larmes, de sanglots, de prières et de deuil ; qui rugit aussitôt que les martyrs de la douleur échappent à ses coups, et qui admet que si l'on succombe on est guéri, est fille de la mort. La mienne est fille du ciel, le principe de la vie qui anime le monde ; et, soit instinct, soit raison, c'est elle seule qui a reçu tout mon encens. Loin d'asphyxier la vie, elle entoure les mourants d'une douce chaleur, fait vibrer sur eux la lumière du jour et, par ces fluides si merveilleux, agitant la trame organique la plus intime, elle ranime la sensibilité. Son génie appelle surtout l'air le plus pur : d'un côté, pour exciter toute l'économie; et de l'autre, pour la précipiter dans les voies aériennes, rougir le sang, le disposer à s'animaliser et réparer ainsi mille pertes organiques que l'homme éprouve dans les combats si aventureux qu'il livre sans cesse aux corps de l'univers. Après le besoin de respirer, celui de satisfaire la faim est le plus pressant sans doute; et ma divinité, toujours féconde en inspirations conservatrices, présente mille mets divers à celui qui succombe d'inanition. Là elle excite; et ici elle appelle le repos de chaque fibre, le sommeil, qu'elle flatte par des songes heureux, afin de ramener des forces si long-temps épuisées. Partout cette divinité, interrogeant les cris de la douleur, reconnaît dans leur expression les moyens naturels les plus propres à les apaiser, et, réunissant à leur ensemble la pratique des secrets heureux que créèrent successivement le hasard et le génie pour détruire nos maux, elle ferme la tombe qui s'entr'ouvrait sous nos pas. Fière de ses succès, elle efface alors les empreintes de la maladie, la pâleur, les cavités profondes et les saillies anguleuses du corps; elle multiplie autour de nous les excitants qui ont le double avantage de donner le plus d'éclat au feu de Prométhée et d'accroître l'énergie physique qui le réfléchit. Et cette tâche sublime remplie, elle caresse encore l'homme de ses divines ailes, elle éveille chez lui le feu sacré des passions pour ajouter à tant d'autres stimulants qui font jaillir de l'organisme les étincelles de la vie, et, une fois qu'elle l'a mené à la conquête du monde physique et moral, elle lui fait des adieux éternels en lui léguant une existence plus que séculaire (1), et avec elle le bonheur, sans envier le moindre encens, ni craindre les traits de l'envie. Tels sont les agents curatifs qu'enfante le génie qui me comble de ses dons, et grâces à eux j'ai pu en quelques moments dissiper les tortures épigastriques et les vomissements éternels qui menacent chaque fois l'existence; anéantir les hémorragies où le sang s'échappait à flots de cavités pulmonaires; détruire l'asthme qui nous condamne toujours à croire que la nuit qui paraît sera la dernière nuit; annuler la redoutable apoplexie qui foudroie subitement sa proie; les névralgies qui sont autant de déchirements que les tyrans seraient heureux de posséder pour aggraver le supplice de leurs victimes; j'ai pu enchaîner aussi à la vie l'hypocondriaque qui ne rêvait que suicide, peines éternelles, ou qui se croyait possédé des démons; en un mot, par les moyens curatifs qu'enfante ce génie, j'ai fait parler le muet, marcher le paralytique au son de ma voix, et plus d'une fois j'ai pu imiter la résurrection chez l'homme qui, pour tous les esprits, était voilé des ailes de la mort. Voilà ma divinité, celle que j'ai appris le premier à adorer au lit de la douleur, et à laquelle j'élèverai un temple, afin de délivrer mon semblable d'une foule d'erreurs qui le flétrissent en santé, de la médecine qui le tue en maladie, et de le retremper en l'appelant à la pratique des saintes lois de la nature.

(1) Cette expression n'est pas hyperbolique, car, si, par le seul effet de la domesticité, la vie des animaux est moins longue, il est bien positif que, par l'effet de la civilisation et des médecins, la vie de l'homme est un tiers plus courte.

CHAPITRE IX.

DU JUGEMENT PORTÉ SUR MOI PAR UN AUTEUR MODERNE.

Si je pouvais mettre à la portée du public toutes les erreurs meurtrières de la médecine, les professeurs des facultés seraient lapidés. Tous les faits qui précèdent justifient ce que j'avance, et, si, par ces faits, j'ai mérité la haine des médecins, il n'en est pas de même du public impartial, de l'observateur philosophe; il a daigné plus d'une fois nous applaudir : et pour repousser le langage de nos ennemis, qu'on me permette de citer l'article suivant, écrit à l'époque où j'obtins chez le célèbre Paganini le succès qui le ramena des bords de la tombe, le mit à même de rentrer dans le monde, de fréquenter les théâtres, de revoir son pays natal, où il tomba en langueur et mourut deux ans environ après avoir fait espérer qu'il enchanterait encore le public. Voici cet article :

« Il y a quinze jours, Paganini était mort, — oui, mort, — bien mort! ou du moins il n'en valait guère mieux. — Le grand artiste n'était plus qu'une ombre vaine de lui-même; le grand violon exhalait son dernier soupir sur la quatrième corde. L'inexorable mort allait réduire l'homme et le violon à leur plus simple expression. — Néant! — De sorte que M. Bériot, qui, en sa qualité d'artiste belge, est une contrefaçon de Paganini, allait devenir par héritage le premier violon de l'Europe. Quelle chance pour le veuf de Mme Malibran!

« Le génie avait commencé par dévorer tout ce que Paganini avait de vie; puis, par un juste retour, le génie avait seul animé, soutenu et fait mouvoir cette admirable machine qui fonctionnait d'une façon si puissante. Telle est l'histoire de toutes les organisations surnaturelles. — Mais, par malheur, le génie ne peut procurer à l'homme qu'une immortalité morale et non physique. Le feu sacré brûlait toujours; mais il ne pouvait plus échauffer la substance, et Paganini allait augmenter le nombre des locataires éternels du Temple de mémoire.

« Déjà les médecins avaient abandonné le sublime malade, qui avait perdu la parole, l'ouïe et la vue : les trois cinquièmes de la vie avaient délogé. Les muses préparaient leurs ajustements de deuil, et les collatéraux songeaient au palais de Gênes et aux millions que l'Europe charmée a laissés tomber dans l'escarcelle du grand artiste.

» Pour dernière ressource on envoya chercher le docteur Bénech.

» Ce fut une heureuse inspiration, — une inspiration anticollatérale.

» Le docteur Bénech arriva, s'approcha du malade et dit : Je réponds de lui ! — Puis il écrivit son ordonnance sur une boîte à violon qui lui servit de pupitre.

» Le lendemain Paganini ouvrit les yeux.

» Le surlendemain il recouvra la parole ; le jour suivant il entendit.

» Enfin, le quatrième jour il se leva et joua du violon comme un Orphée.

» Or, grâce à cette cure merveilleuse, nous avons maintenant à Paris deux hommes uniques dans leur genre :

» Un artiste pyramidal : Paganini ;

» Un médecin qui guérit : le docteur Bénech.

» Un artiste comme il y en a peu ; un médecin comme il n'y en a pas.

» Le docteur Bénech jouit déjà d'une grande réputation dans le grand monde. Il ne fait pas de charlatanisme comme quelques-uns de ses confrères ; mais il s'applique à sauver les gens abandonnés par Esculape, et il réussit.

» C'est le médecin des cas désespérés ; c'est l'avocat des mauvaises causes qui arrache ses clients aux griffes du ministère de la Mort.

» Demandez à la chronique du faubourg Saint-Germain et de la Chaussée-d'Antin, on vous nommera les marquises et les comtesses dont il a fait tort au Père-Lachaise.

» A ses moments perdus le docteur de Paganini a composé une brochure, la plus étonnante des brochures ; une brochure qui a fait sauter par-dessus les moulins tous les gros bonnets de la Faculté.

» Il ne faudrait pas être journaliste pour ne pas parler de cette brochure.

» C'est toute une Encyclopédie médicale en trente-deux pages, texte serré sur deux colonnes. Rien n'y manque.

» Toutes les maladies y sont traitées en petit-romain. Un chapitre, que l'on dirait échappé à la plume de M. de Rothschild, est consacré aux honoraires. Puis viennent de petites notices sur les illustrations de l'époque, sur tous les médecins qui se sont fait un nom dans Paris, du nord au midi, de l'ouest au cimetière de l'Est.

» Ces messieurs et leurs systèmes sont menés tambour battant, mèche allumée ! la diète et les sangsues sont bafouées d'importance, et il faut voir avec quelle verve ! Tous les étudiants en médecine s'arrachent cette brochure, qui fait révolution dans le faubourg Saint-Jacques et ailleurs.

» L'auteur conclut par une image bien effrayante pour les gens d'une santé délicate. Il dit que la Faculté de médecine est une « sanglante Bohémienne, bigarrée de rouge et de noir, comme symbole des systèmes désolants qu'elle suit et des revers qu'elle éprouve.

» Soyez malade après cela !

» Mais on peut permettre le scandale d'une telle brochure au plus original de tous les médecins, au médecin qui sauve et qui vient de nous rendre Paganini. »

(Extrait du journal *Vert-Vert*.)

CHAPITRE X.

A L'AIDE DE MES DÉCOUVERTES, ON PEUT TRAITER LES MALADES PAR CORRESPONDANCE, ET QUELLES DOIVENT ÊTRE LES CONDITIONS DES HONORAIRES.

Si, dans l'état de santé, il existe entre les organes une harmonie qui fait de tant d'êtres différents un tout homogène, on retrouve également ces rapports dans l'état de maladie, et peut-être plus frappants encore. Ainsi, lorsque le pouls est large et accéléré avec une chaleur générale intense, nécessairement le malade éprouvera une soif très-prononcée, du dégoût pour les aliments, etc. Tout organe trop excité repoussera nécessairement les excitants ; et ce que je dis dans ce cas s'applique à toutes nos maladies. Ces connaissances sont complétement ignorées, ce qui fait que nos maladies sont mal décrites, que les cris de la douleur sont mal compris, et que leur médication est si barbare Cette vérité est évidente. Ayant découvert que tous les symptômes des maladies se lient de manière que, quelques-uns d'entre eux étant connus, il est facile de reconnaître la maladie à laquelle ils appartiennent, je me décidai alors à décrire les maladies dont je m'occupais, afin que celui qui serait atteint de l'une d'elles pût la reconnaître, et qu'en m'écrivant, pour m'indiquer seulement le mal dont il est atteint, je pusse le traiter tout comme si j'étais près de lui. Cependant le malade ne trouvera pas toujours exactement dans chaque description tous les symptômes qu'il éprouve, à cause des complications de nos maux et des influences qui les modifient ; mais il en reconnaîtra toujours un certain nombre, et, comme, *d'après mes découvertes des harmonies des symptômes*, le mal, d'après ce qu'on m'en dit, se dessine alors pour moi en entier, ce que l'on m'en fera connaître sera plus que suffisant pour me mettre à même de préciser rigoureusement la maladie et de la traiter. Sans doute quelques individus penseront qu'il serait plus raisonnable de se servir d'un médecin pour exprimer ses douleurs ; mais ils se trompent, car les médecins *formés à l'école des systèmes et d'une foule d'erreurs*, ainsi que le prouve tous les jours l'expérience, *ne voient près des malades que ce qu'ils ont appris, tandis que celui qui souffre dit ce qu'il éprouve et met ainsi le médecin* qui ne sait qu'étudier la nature à même de mieux la comprendre. Tous les jours j'éprouve cette vérité : un médecin est inintelligible, un malade jamais ; et, au reste, si l'on veut la preuve de ce que j'avance, alors je dirai que dans les cas les plus graves, c'est d'après ce que les malades me disaient eux-mêmes que je suis parvenu à les guérir aussi rapidement que si j'avais été près d'eux, ainsi que l'attestent une foule de malades cités dans cet écrit. Je dis plus, c'est qu'à Boulogne, Cherbourg, Rouen, Bruxelles, etc., etc., les faits sont venus justifier mes promesses chez mes nombreux malades, quoique je ne les aie jamais vus, ainsi qu'on peut s'en convaincre chez ceux qui demeurent loin de Paris, et dont j'ai donné plus haut l'adresse. Oui, d'après mes principes, le malade, quoique très-éloigné, peut être également très bien traité par correspondance, surtout en faisant connaître son âge, son sexe, le temps depuis lequel il souffre, et les diverses médications auxquelles il a été soumis.

J'aurais pu, tout comme un autre, établir des dépôts de remèdes chez les pharmaciens ; mais, comme, d'après mes découvertes des *harmonies des symptômes*, le remède doit varier ainsi que le mode de s'en servir, et qu'alors tout dépôt est inutile, je ne pouvais traiter que par correspondance le malade qui se confierait à moi. Sans doute il eût été plus simple de placer en quelque sorte le remède sous la main de celui qui souffre ; mais, d'après mes principes, je ne pouvais agir différemment, et d'ailleurs, dans les maladies chroniques ci-dessus énoncées, l'on n'est pas en danger pour attendre quelques jours. Ensuite, il était impossible de se servir des pharmaciens qui reçoivent des dépôts : car personne n'ignore que beaucoup d'entre-eux falsifient tout ; qu'aussitôt que, par votre première médication, les malades sont mieux, ils remplissent en votre nom la seconde, et qu'ils sont alors très-dangereux.

Quant aux conditions du paiement des honoraires, elles varient selon qu'on se livre à la médecine ordinaire ou à des spécialités qui embrassent les maladies chroniques(1). Dans ce dernier cas, les conditions, les seules dont je vais donner une idée, sont différentes des premières. D'abord, avant que les malades demandent à les connaître, ils doivent prendre des renseignements positifs sur le médecin auquel ils désirent s'adresser, et les baser sur des faits certains et nombreux à la fois, et jamais sur des titres ou des renommées acquises par ces titres ou par le rang médical que l'on occupe. *Telle est la marche à suivre, car aujourd'hui comme autrefois ces titres, ce rang sont positivement, en médecine et au lit de la douleur, plutôt un signe de nullité qu'un signe de mérite, ainsi qu'il est facile de s'en convaincre par tout ce qui précède.*

Cette conviction acquise, que le mérite que l'on prête à un médecin est réel ou que ses découvertes sont certaines, le malade, dès-lors guidé par la seule raison, doit le consulter. *Le médecin à son tour, après avoir sérieusement examiné le malade, s'il se charge de le traiter, doit le prévenir qu'attendu la nature et l'ancienneté du mal, le traitement demande un laps de temps plus long que dans les autres maladies, et qu'il fixe les honoraires à telle ou telle somme pour le traitement d'un mois entier seulement.* Il doit agir ainsi, afin que plus tard le malade ne trouve pas trop exorbitants les honoraires qu'on réclame, *car, une fois guéri, il n'est que trop commun de le voir ingrat.* D'ailleurs, pourquoi le médecin, cent fois plus élevé que le chirurgien, n'agirait-il pas comme les Dubois, les Marjolin, les Dupuytren et tant d'autres ?

Le médecin doit d'abord agir ainsi. Cela fait, attendu que les aromes, les amertumes, etc., ne se pèsent pas ; qu'ils ne sont pas du ressort de la balance : vérité que j'ai signalée le premier, le médecin examinera la masse de ces corps avant de s'en servir ; il en fera des infusions pour s'assurer de leurs qualités, et, par d'autres motifs que j'ai donnés ailleurs, il pratiquera dans ce but les épreuves nécessaires. Cet examen fait, alors, mais seulement alors, il avertira son pharmacien d'en faire l'emploi selon l'ordonnance. Je viens de dire son pharmacien, et en effet le médecin doit en choisir un qui mérite sa confiance, afin que les remèdes dont il veut se servir ne soient ni altérés ni falsifiés. D'un autre côté, pour qu'on ne croie pas que le médecin fait un trafic des remèdes, il aura soin d'avertir le malade que c'est par les raisons qu'il vient de donner qu'il a fait choix d'un pharmacien pour la préparation des remèdes.

Une fois ces conditions établies, le médecin doit exiger en général, dès le commencement de la médication, ses honoraires du premier mois : *d'abord, parce qu'il se livre à des spécialités et que le malade, une fois guéri, n'est plus au nombre de ses clients, et ensuite parce que tant qu'il souffre il connaît le prix de la santé, tandis qu'une fois guéri ou très-bien, ne pouvant se rappeler la douleur, il devient trop souvent ce que j'ai dit plus haut, un ingrat, quoiqu'il soit doué d'ailleurs de grandes vertus.* Au reste, pourquoi le médecin agirait-il différemment, lorsque tous les chirurgiens, tous les avocats, surtout les plus renommés, les avoués et les prêtres lui donnent même l'exemple d'une plus grande sévérité ? Je ne sache pas non plus que le fabricant, le marchand livrent leur marchandise au premier venu qui se présente ; car, alors, leurs moyens d'existence seraient bientôt anéantis. Mais est-ce que la profession de médecin n'est pas pour celui-ci ce que celle de marchand, de fabricant, est pour ces derniers, une industrie sans laquelle il ne peut vivre, élever sa famille et soutenir l'État, en concourant au paiement des impôts ? On ne peut contester cette vérité, et alors pourquoi voudrait-on lui imposer une vie différente ? On objectera que le médecin ne guérit pas toujours ; mais le chirurgien vous opère-t-il toujours avec succès ? l'a-

(1) Voici comment Hippocrate s'explique à ce sujet, dans son article des avis :

« Voici un point, écrit-il, qui mérite d'être examiné ; car il entre pour quelque chose dans la médecine. Si vous commencez par parler de votre salaire, le malade reste persuadé que vous ne l'abandonnerez pas ; mais si vous n'en parlez pas, il peut craindre que vous le négligerez et que vous ne [illegible] personne pour les soins ordinaires. Or, de pareilles réflexions sont, à mon avis, fâcheuses et même nuisibles au malade. Il est donc bon de convenir du salaire, excepté dans les maladies aiguës.

vocat gagne-t-il tous vos procès? le prêtre vous conduit-il toujours à coup sûr à la pratique des vertus? l'avoué a-t-il soin d'économiser la fortune de la veuve ou de l'orphelin? Le marchand détaille-t-il toujours la qualité et la quantité de marchandises que vous lui achetez? Il est inutile de répondre à toutes ces questions : et cependant lorsque le médecin est sur un terrain mille fois plus scabreux, et qu'il peut éprouver des revers par l'impossibilité de préciser la nature souffrante dans tous ses immenses détails, tandis qu'aucun des hommes, exerçant les professions que je viens de citer, n'éprouve aucun de ces obstacles, je ne suis que vrai en avançant qu'une telle observation est absurde. Ensuite, si l'on porte son attention sur les chirurgiens, il est certain que leur carrière est parcourue; que, depuis Desault, les bornes en ont été en quelque sorte posées, et que pour être grand dans l'opinion il ne leur faut, en quelque sorte, que de l'anatomie et des couteaux. Les avocats se livrent sans doute à des études pénibles par cela seul que leur science est abstraite, ils sont les sentinelles avancées qui veillent aux droits des citoyens; mais les premiers emplois de l'Etat sont leur récompense; et si, devenus orateurs politiques, la roche Tarpéienne est trop souvent la récompense du bien qu'ils ont fait à leur patrie, néanmoins leur vie est paisible en général, et leur présent comme leur avenir sont à la fois riants. Le prêtre est plus heureux encore; façonné à des dogmes qui parlent à l'imagination, sa vie est en quelque sorte un roman, et il ne coule que d'heureux jours: car, pour le récompenser d'exhorter les hommes à la pratique des vertus, l'Etat est pour lui ce que la nature est pour les végétaux, il fait tomber à ses pieds les biens de la terre. Le négociant ne base ses calculs que sur les moyens de satisfaire les besoins matériels des masses ou leurs caprices, souvent son génie les appelle des extrémités du monde; que de fois il a sauvé des populations entières des horreurs de la faim! et si, lorsqu'il agit sur la plus vaste échelle, des revers l'attendent, néanmoins c'est toujours pour lui que la fortune a les sourires les plus expressifs. Voilà ce qui est : et cependant tous ces hommes-modèles livrent-ils au caprice du premier venu leurs travaux ou leur industrie? Jamais. Mesurez au contraire la vie du *véritable* médecin, et vous la trouverez tout entière une vie d'intelligence et de labeurs. Ses premières études sont celles d'une profonde littérature, où il se montre familier à la fois avec l'Enéide et la Henriade; et à peine applaudi dans ses premiers travaux, il court à de nouveaux succès; il cherche à s'initier à la science des grands hommes, à la philosophie; et l'Evangile, Plutarque et Voltaire élèvent sa raison. Ici s'arrêtent presque toujours les efforts intellectuels d'une foule de génies, et le médecin quitte ce point pour un horizon plus lointain : il s'avance vers Newton pour lui demander les connaissances des mondes qui gravitent dans les espaces. Après avoir révéré ce génie, il s'incline devant Lavoisier et en recevant ses inspirations il apprend à connaître la composition des corps de l'univers. Son rôle, jusqu'ici, dépasse celui des autres hommes, sa vie est plus que séculaire dans son rapide trajet; mais l'homme est l'objet de ses investigations, sa destinée l'appelle à de nouvelles conquêtes, et les végétaux forment une nouvelle science où il puise des moyens qui servent à l'entretien de notre existence, à embellir la vie et à détruire nos maux. Il vient de couronner Linné, il lui reste à tresser une plus grande couronne encore, celle de Bichat, et, avec cette tête panthéonienne, il s'avance en face des morts pour en interroger les débris et s'élever à la connaissance de la nature de nos maladies. Pendant des années entières, il coule ses hivers au sein des vapeurs pestilentielles des amphithéâtres; et pour varier ses travaux, il ne quitte ces antres d'infection que pour aller dans les hospices respirer l'air miasmatique des mourants. Ici, c'est encore une étude nouvelle : la nature souffrante est couverte d'un voile épais, mille plis divers semblent la lui dérober; mais le génie du médecin se roidit, ce voile est déchiré, et pour faire sa conquête avec plus de rapidité il s'appesantit sur les travaux les plus exacts de l'esprit humain en médecine, les observations d'Hippocrate. Enfin ce nouvel Hercule voit ses travaux couronnés : à force de méditer l'homme souffrant et ses rapports, la nature se montre à lui seul dans toute sa simplicité divine; et, plein de ses inspirations, la douleur n'est plus qu'un fantôme qu'il détruit par les armes les plus faciles. Voilà une idée du médecin. Si l'on considère ensuite que pour acquérir tant de connaissances utiles il épuise l'avoir de ses parents; qu'arrivé au milieu de ses concitoyens on le dédaigne encore, parce qu'il manque d'expérience; qu'il ne commence à pratiquer son savoir qu'au moment où sa vie commence à défaillir; qu'alors les jours et les nuits ne sont plus à lui, mais aux malades; que lorsque les épidémies ravagent le monde, il court le premier au-devant du fléau, faisant abnégation de son existence; que sa vie est plus courte; qu'après en avoir sacrifié la plus belle moitié, il ne lègue de tous ses travaux que des souvenirs; et que, si chacun paie tribut à la société, le sien est sans contredit le plus lourd, mais le plus brillant, j'ose croire qu'il est aussi bien fait que les autres citoyens pour exercer ses droits. Telle est mon opinion; et lorsque j'ai l'orgueil de croire que le premier j'ai développé les véritables principes de la science; que je les ai appliqués avec succès à tous nos tissus organiques; que le premier j'ai précisé les cris de la douleur et opéré mille cures dans des séries de maux qui semblaient être placés pour toujours au-dessus des ressources de l'art, je ne saurais qu'obéir à de tels sentiments.

PARIS IMPRIMERIE PLON [illegible]

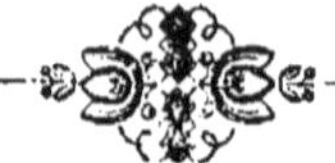

Ouvrages du docteur Bénech.

1° **EXAMEN GÉNÉRAL DES CONNAISSANCES DE LA NATURE DES MALADIES ET DE LEUR TRAITEMENT** chez les anciens et les modernes, précédé du Tableau du médecin, du Plan du Traité de pathologie médico-chirurgicale, et suivi des principes de cette science. Vol. in-8 de 500 pages. Prix : 7 fr.

Tracer un tableau du médecin considéré tel qu'il doit être tant qu'il est l'élève de la nature, puis un plan de pathologie médico-chirurgicale qui mette à même le médecin d'embrasser facilement la science; faire ressortir dans la troisième partie les progrès successifs de la médecine chez les anciens et les modernes; montrer les erreurs funestes de ces derniers; analyser impartialement les ouvrages de MM. Broussais, Andral, Rostan, etc., etc., et enfin développer les principes à l'aide desquels on peut reconnaitre les causes des maladies, décrire ces dernières dans un ordre analytique, trouver dans leur propre expression l'indication de leur véritable remède, etc., telle est l'idée que l'on peut donner de cet écrit, qui touche la partie la plus philosophique de la science.

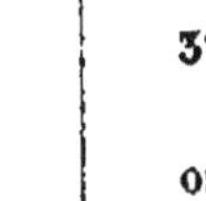

2° **RECUEIL D'OBSERVATIONS MÉDICALES.** Volume in-8. Prix : 5 fr.

Cet ouvrage a pour but de constater la base des principes émis dans l'Examen, en comparant, dans les cas les plus graves et sur les mêmes sujets, les effets pratiques des systèmes reçus et de la doctrine naturelle, et de prouver évidemment la supériorité immense de cette dernière, tant dans les maladies aiguës que dans les maladies chroniques.

3° **DE LA FORMATION DE L'HOMME.** Opuscule. Prix : 1 fr.

Cet écrit prouve que l'animal n'est composé que d'un tissu organique primitif, qui, modifié, constitue tous les autres organes. Il sert de base à la médecine.

4° **TRAITÉ DES CANCERS DE L'ESTOMAC.** Brochure in-8. Prix : 3 fr.

PARIS. IMPRIMÉ PAR BÉTHUNE ET PLON.

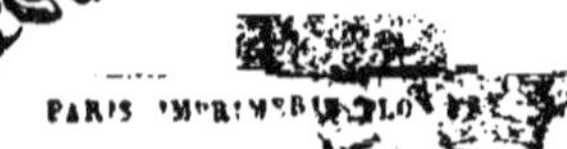

www.ingramcontent.com/pod-product-compliance
Lightning Source LLC
LaVergne TN
LVHW020038170826
845678LV00001B/322

* 9 7 8 2 3 2 9 6 9 6 2 4 9 *